MUNA STROBL

AUFRECHT MIT BECHTEREW

Morbus Bechterew verstehen und bewältigen

Das bewährte Selbsthilfeprogramm aus Ernährung, Bewegung und positivem Denken

Mein Weg zu mehr Lebensfreude und weniger Schmerzen

*Für Jonas, Lena und Adelheid –
in großer Liebe und Dankbarkeit*

humboldt

GELEITWORT

Von Rüdiger Schmidt, Vorsitzender des Landesverbandes Niedersachsen Deutsche Vereinigung Morbus Bechterew e.V. (DVMB)

Liebe Leserinnen und Leser,

ich war gerade 23 Jahre alt, mitten im Leben, da begannen die Schmerzen. Zuerst ignorierte ich sie und dachte, die gehen schon wieder weg – mit dem Bechterew lebe ich nun seit über vierzig Jahren.

Aber der Reihe nach: Während meiner Zeit bei der Bundeswehr litt ich häufiger unter Rückenschmerzen, die mal heftiger und mal weniger stark waren. Die Ärzte sprachen von Hexenschuss und behandelten mich dementsprechend. Einige Zeit später hatte ich einen Unfall, bei dem drei Dornvorsätze an der Wirbelsäule brachen. Im Krankenhaus wurde zu ersten Mal der Verdacht auf Morbus Bechterew geäußert – aber im Blut befanden sich keine Entzündungshinweise. In der Reha wurde mir zwar angeraten, einen Rheumatologen aufzusuchen, doch ich war jung und verdrängte alle Gedanken an die Krankheit.

Erst Jahre später kam ich zu einem Spezialisten, der glücklicherweise Morbus Bechterew diagnostizierte. So wie mir ergeht es leider vielen Patientinnen und Patienten: Sie legen bis zum richtigen Befund einen weiten Leidensweg zurück.

Für mich war die Diagnose erst einmal ein Schock, denn eine chronische Erkrankung betrifft einen existentiell, man muss das ganze Leben mit ihr leben. Ich wusste nicht, was sich hinter der Erkrankung verbirgt und wie ich mit den Folgen umgehen sollte. Mir und meinen Lieben stellten sich plötzlich viele Fragen:

- Wie verändert der Bechterew mein Leben?
- Steift die Wirbelsäule auch bei mir ein?

- Wie werden meine Familie und Freunde mit der Krankheit zurechtkommen?

Jahre später entdeckte ich zufällig beim Tag der Niedersachsen einen Infostand der DVMB. Als an meinem Wohnort eine Selbsthilfegruppe entstand, wurde ich Gruppensprecher und drei Jahre später Landesvorsitzender. Dieses Amt übe ich seit über 17 Jahren aus. Ich möchte Ihnen ans Herz legen, sich die Arbeit der DVMB einmal anzuschauen, denn ich kann nur sagen: Neben meiner Familie waren es die Selbsthilfegruppe und die Vereinigung, die mich darin bestärkten, mit der Krankheit Morbus Bechterew zu leben.

Selbsthilfe bedeutet, sein Leben selbst in die Hand zu nehmen. Sich mit seiner Krankheit auseinanderzusetzen und aktiv zu werden. Bei uns sind Sie richtig, wenn Sie Fragen zur Alltagsbewältigung haben, und Sie profitieren von Begegnungen und dem Erfahrungsaustausch mit anderen Betroffenen – ob bei Tages- und Wochenend-Seminare, Vorträge, Schulungen oder gemeinsame Unternehmungen.

Gerade in der Zeit nach der Diagnosestellung hätte ich mir ein Buch wie „Aufrecht mit Bechterew“ gewünscht. Einen Ratgeber, der mir die Erkrankung evidenzbasiert in verständlichen Worten erklärt, der Behandlungsmöglichkeiten aufzeigt und Hilfestellung gibt, wie man positiv und alltagstauglich mit dem Bechterew lebt.

Ich kann dieses Buch jedem Menschen mit Bechterew empfehlen, denn es klärt nicht nur über die Krankheit auf, sondern es bestärkt uns Betroffene darin, mit dieser Erkrankung positiv umzugehen.

Ihr

R. Schmidt

Das erwartet dich in diesem Buch

Ich habe Morbus Bechterew – und jetzt? Dieser oder ein ähnlicher Gedanke könnte dir nach der Diagnose durch den Kopf gegangen sein. Ich bin selbst von Morbus Bechterew betroffen und möchte dir Hilfen an die Hand geben, die es dir ermöglichen, dich im Dschungel der zahlreichen Berichte und Informationen, die vor allem im Internet zu finden sind, zurechtzufinden.

Die Erkrankung ist so vielschichtig, dass dieser Ratgeber dir zwar einen differenzierten Überblick bietet, jedoch keinesfalls den Anspruch auf Vollständigkeit erhebt. Er richtet sich in erster Linie an Betroffene, aber auch an Freunde und Familienmitglieder sowie an Berufsgruppen, die uns Erkrankte mit einem vertieften Wissen rund um Morbus Bechterew unterstützen möchten.

Viele meiner Ausführungen werden durch Studien und wissenschaftliche Befunde gestützt. Doch dieses Buch ist in erster Linie ein Erfahrungsratgeber mit dem Fokus auf der Bewältigung der Erkrankung. Ich habe viel Fachwissen zusammengetragen und mit meinen eigenen Erfahrungen und Kompetenzen ergänzt. Herausgekommen ist eine Empfehlung, wie man mit Lebensfreude und weniger Schmerzen aufrecht mit Morbus Bechterew durchs Leben gehen kann. Heute geht es mir viel besser als in der Zeit rund um die Diagnose, und ich möchte an andere Betroffene weitergeben, wie mir dies gelungen ist.

Die Erscheinungsformen von Morbus Bechterew sind sehr unterschiedlich, auch wegen der zahlreichen möglichen Erkrankungen, die mit oder durch die Krankheit auftreten können.

Als bei mir im Jahr 2017 die Diagnose gestellt wurde, litt ich bereits mehr als die Hälfte meines Lebens unter starken Rückenschmerzen und unter diversen anderen gesundheitlichen Beeinträchtigungen. Rückblickend kann ich sagen, dass mir in der Zeit direkt nach der Diagnose am meisten die persönliche Unterstützung durch einen betroffenen Menschen geholfen hätte. Jemand, der mir gezeigt hätte, wie ich positiv mit Bechterew umgehe, der mir Mut macht, der selbst die Erkrankung aushält und in sein Leben integriert. Jemand, der weiß, wovon er spricht.

Fakten zur Krankheit konnte ich nachlesen, doch mit ihnen blieb ich dann allein.

Fakten und wissenschaftliche Belege geben Sicherheit. Deshalb führe ich auch hier einige auf, meine Ausführungen richten sich nach dem aktuellen Stand der Wissenschaft. Doch das Buch bietet viel mehr. Dich erwartet eine gute Mischung aus evidenzbasiertem Wissen und praxisnahen Beispielen, du wirst viel über Morbus Bechterew und einen guten Umgang damit erfahren.

Wir werden uns die Erkrankung genauer ansehen, uns mit Definitionen und den Behandlungsmöglichkeiten der modernen Medizin beschäftigen. Ich werde dir auch sinnvolle Alternativen und Ergänzungen zeigen. Vor allem aber findest du in diesem Buch zahlreiche alltagstaugliche Tipps zur Bewältigung dieser Erkrankung.

„Gott, gib mir die Gelassenheit, Dinge hinzunehmen, die ich nicht ändern kann, den Mut, Dinge zu ändern, die ich ändern kann und die Weisheit, das eine vom anderen zu unterscheiden.“ *Reinhold Niebuhr*

Dieses bekannte Gebet des amerikanischen Theologen Niebuhr passt sehr gut zu uns Bechtis! Zur Krankheitsbewältigung ist es wichtig, die Grundeinstellung zu betrachten, die man seiner Erkrankung gegenüber einnimmt.

Ich kann nicht ändern, dass ich an Morbus Bechterew erkrankt bin. Und es wäre verschwendete Energie, immer wieder damit zu hadern. Es ist meine Entscheidung, diese Energie in eine sinnvolle Richtung zu lenken. Wie z. B. mich auf eine gesunde Lebensführung zu konzentrieren, die sich den Symptomen wirkungsvoll entgegenstellt.

Ändern hingegen kann ich auch meine innere Haltung. Ich kann mich dazu entscheiden, die Kraft der positiven Gedanken zu nutzen. Es kommt dir vielleicht schwierig vor, doch es kann gut gelingen, Morbus Bechterew so in dein Leben zu integrieren, dass du wieder Lebensfreude hast, bei weniger Schmerzen und vielleicht völliger Symptomfreiheit.

Dieser Erfahrungsratgeber kann die Behandlung durch einen Arzt oder eine Ärztin nicht ersetzen. Auch ich bin weiterhin in engmaschige Kontrolluntersuchungen eingebunden, so kann ich die Erkrankung bis zur Symptomfreiheit eindämmen, ohne regelmäßige Medikation.

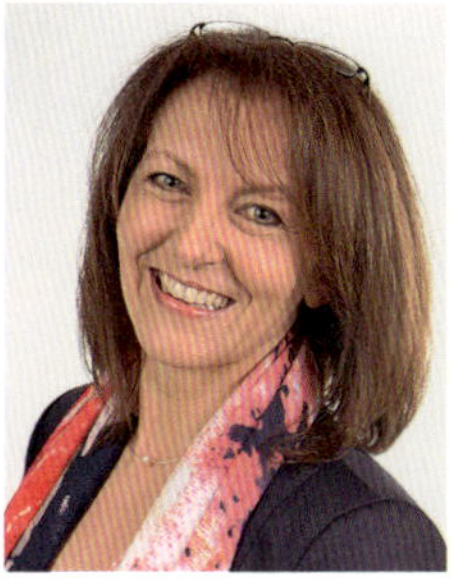

Bitte verstehe dieses Buch daher als ergänzende Informationsquelle, die deinen Handlungsspielraum erweitert – für ein glückliches, symptomfreies Leben.

Sei neugierig, lasse dir bestätigen, was du vielleicht schon weißt, und finde neue Erkenntnisse, die dir bei dem aufrechten Leben mit Morbus Bechterew helfen werden.

Und nun viel Spaß beim Lesen!

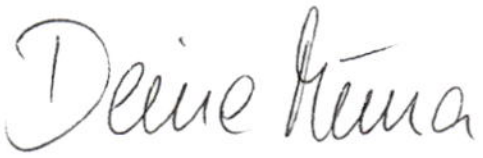

VERSTEHEN: WAS IST MORBUS BECHTEREW?

Es ist wichtig, eine Erkrankung zu verstehen und zu erkennen, wie sie funktioniert. Erst dann haben wir einen Ansatzpunkt, etwas zu verändern. In diesem Kapitel erfährst du, was Morbus Bechterew ist, mit welchen Symptomen die Krankheit einhergeht, wie sie verläuft, wie sie vom Arzt behandelt wird und welche Begleiterkrankungen es gibt.

Das weiß man heute über die Erkrankung

Als meine Ärztin mir mitteilte, dass ich unter Morbus Bechterew leide, wusste ich noch nicht viel über diese Krankheit. Um mehr darüber zu erfahren, recherchierte ich im Internet und erhielt unterschiedliche Ergebnisse:

- Auf einer Website wurde die Erkrankung der Gruppe der Autoimmunerkrankungen zugeordnet und der Fokus lag auf den dazugehörigen Symptomen.
- Auf der nächsten Seite beschrieb man Morbus Bechterew als eine rheumatische Erkrankung und gab Rat zum Umgang mit Rheuma.
- Auf einer weiteren Seite wurde Morbus Bechterew zu den Wirbelsäulenerkrankungen gezählt.

Heute weiß ich, dass alle Beschreibungen teilweise richtig waren. Morbus Bechterew ist eine Wirbelsäulenerkrankung, eine rheumatische Erkrankung *und* auch eine Autoimmunerkrankung.

Namensgeber der Krankheit ist der russische Neurologe und Psychiater Wladimir Michailowitsch Bechterew (1857–1927), der sich als Erster näher mit den Symptomen dieser Krankheit befasste. In der Medizin gibt der Begriff „Morbus" (lat. für „Krankheit") zusammen mit dem Namen des „Entdeckers" einer Krankheit den Namen, hier also Morbus Bechterew.

Was ist Bechterew?

Morbus Bechterew hat unterschiedliche Formen und verläuft meist in Schüben. Die Erkrankung kann mit milden Symptomen einhergehen, aber auch mit starken Schmerzen.

Wie beschreibt nun die Schulmedizin diese Erkrankungsgruppe? Klären wir zunächst einmal die Klassifikationen etwas übergeordneter:

- Wirbelsäulenerkrankung: Krankhafte Veränderungen der oder die Wirbelsäule betreffend.
- Rheuma: Chronisch-entzündliche und schmerzhafte Beschwerden am Haltungs- und Bewegungsapparat, die mit funktioneller Einschränkung einhergehen können.
- Autoimmunerkrankung: Fehlsteuerung des Immunsystems, durch die körpereigene Zellen angegriffen werden.

Morbus Bechterew ist zunächst einmal eine Wirbelsäulenerkrankung. Zu der Gruppe der Wirbelsäulenerkrankungen zählt er, weil die Schäden bzw. Beeinträchtigungen vorwiegend im Bereich der Wirbelsäule auftreten und zu den Symptomen führen, die meist als Erstes zu beobachten sind.

Morbus Bechterew ist zunächst einmal eine Wirbelsäulenerkrankung.

Unter dem Sammelbegriff „Axiale Spondylarthropathie" (häufig als AS abgekürzt) werden eine Reihe von entzündlich-rheumatischen Erkrankungen zusammengefasst, die sich durch gemeinsame klinische und genetische Merkmale auszeichnen. Im internationalen Sprachgebrauch ist die Bezeichnung Axiale Spondylarthropathie häufiger zu finden, während sich im deutschen Sprachraum der Begriff Morbus Bechterew durchgesetzt hat. Beide Begriffe beschreiben den gleichen Symptomkreis.

Was führt zu den Schäden der Wirbelsäule?

In der S3-Leitlinie der Deutschen Gesellschaft für Rheumatologie (DGRh)[1] werden Spondyloarthritiden (abgekürzt SpA) bzw. Morbus Bechterew definiert als „entzündlich rheumatische Erkrankungen, die durch Entzündungen im Bereich der Wirbelsäule gekennzeichnet sind, welche häufig zu Rückenschmerzen führen".

Die Erkrankungen dieser Gruppe weisen trotz zahlreicher Unterschiedlichkeiten auch viele Gemeinsamkeiten auf. So sind in den meisten Fällen das Achsenskelett und die Sehnenansätze beteiligt und/oder man kann genetische Veränderungen nachweisen (HLA-B27 Antigen).

Axiale Spondylarthropathie ist eine andere Bezeichnung für Morbus Bechterew.

Spondyloarthritiden lassen sich folgendermaßen unterteilen:

- Die prädominant axiale Spondyloarthritis (hierzu zählt Morbus Bechterew = ankylosierende Spondylitis) kommt häufig vor, es ist vorwiegend das Achsenskelett beteiligt.
- Bei der prädominant peripheren Form zeigen sich die entzündlichen Beschwerden vorwiegend an anderen Gelenken bzw. Weichteilen des Körpers.

Patienten mit einer Spondyloarthritis können zusätzlich unter einer Schuppenpflechte (Psoriasis), einer Augenentzündung der Regenbogenhaut oder einer chronisch-entzündlichen Darmerkrankung (CED) leiden.

So. Nun wissen wir erst einmal, dass die rheumatischen Beschwerden – also chronische Entzündungen im Körper – zu Beschwerden an der Wirbelsäule führen. Schauen wir uns nun noch die Entzündungen selbst etwas genauer an. Was passiert da in unserem Körper?

Die Wissenschaft nimmt an, dass es sich bei Morbus Bechterew auch um eine Autoimmunerkrankung handelt. Das heißt, dass sich die körpereigenen Abwehrmechanismen – die ja eigentlich nützlich sind, um uns vor Fremdstoffen oder/und Krankheitserregern zu schützen – gegen gesundes körpereigenes Gewebe richten. Bei Erkrankten können oft sogar erhöhte Werte des TNF-Alpha – Tumornekrosefaktor, ein Signalbotenstoff – laborgestützt nachgewiesen werden. Es kommt zu überschießenden Reaktionen und somit zu schmerzhaften entzündlichen Vorgängen. Diese Entzündungen ziehen dann Verknöcherungen und somit Versteifungen der betroffenen Gelenke bzw. Weichteile nach sich. Das sind z. B. auch die zuvor beschriebenen Schädigungen der Wirbelsäule.

Zusammenfassend ist Morbus Bechterew für die meisten Verläufe eine Autoimmunerkrankung, die zu chronischen rheumatischen Beschwerden führt und die durch daraus resultierende

Schäden an Gelenken und Weichteilen auch dem Bereich der Wirbelsäulenerkrankungen zugeordnet werden kann.

Eine Statistik, die Mut macht

Die Lebenserwartung von Morbus-Bechterew-Patienten unterscheidet sich kaum von der der Gesamtbevölkerung. Ein Risiko sind die Nebenwirkungen der entzündungshemmenden Medikamente, die über einen langen Zeitraum hinweg genommen werden. Daher sind regelmäßige Kontrollen durch den Arzt wichtig.

Zwar ist Morbus Bechterew nicht heilbar, doch die richtige Behandlung kann den Krankheitsverlauf sehr positiv beeinflussen. Neun von zehn an Morbus Bechterew Erkrankte brauchen selbst 40 Jahre nach der Diagnose keine fremde Hilfe im Alltag! Viele Betroffene berichten außerdem, dass sie deutlich weniger Schmerzen haben, seit sie ihre Ernährung umgestellt haben und regelmäßig Mobilisationsübungen machen.

Wie entsteht Morbus Bechterew?

Seit Tausenden von Jahren leiden Menschen unter Morbus Bechterew – bereits an Mumien ägyptischer Pharaonen waren Anzeichen der Erkrankung zu finden.

Lange Zeit galt Morbus Bechterew als eine „Männerkrankheit“, inzwischen konnte dank besserer Untersuchungsmethoden belegt werden, dass von der Frühform nicht-röntgenologische axiale Spondyloarthritis (abgekürzt nr-axSpA) Männer und Frauen gleichermaßen betroffen sind. Jedoch verläuft die Erkrankung bei Frauen scheinbar oft milder und die Symptome werden häufig nicht der Grunderkrankung Morbus Bechterew zugeordnet. Bei der Spondyloarthritis geht man laut Deutschem Rheuma-Forschungszentrum (DRFZ) von einem Verhältnis Männer zu Frauen von 2:1 aus.

> Die Dunkelziffer bei Frauen mit Morbus Bechterew ist sehr hoch. Experten schätzen, dass etwa jede dritte oder gar jede zweite betroffene Frau von der Erkrankung nichts weiß.

Bei 95 Prozent aller Morbus-Bechterew-Betroffenen lässt sich das Erbmerkmal HLA-B27 nachweisen. Doch die Krankheit kann auch bei Menschen ohne HLA-B27 ausbrechen. Und nicht bei allen HLA-B27-Trägern bricht die Erkrankung aus.

Schätzungen zufolge erkrankt rund 0,5 Prozent der erwachsenen Bevölkerung in Europa an Morbus Bechterew, einschließlich der unerkannten Fälle. Diagnostiziert sind etwa 0,1 bis 0,2 Prozent. In Deutschland sind also etwa 350.000 Menschen mehr oder weniger stark von Bechterew betroffen, bei 100.000 bis 150.000 wurde die Erkrankung diagnostiziert.

Ursachen für Morbus Bechterew

Genetische Vulnerabilität bezeichnet die angeborene Anfälligkeit für Krankheiten. Ob es zu einer Erkrankung kommt, hängt von vielen weiteren Faktoren ab.

Morbus Bechterew ist bisher noch nicht besonders umfassend erforscht. Was die Wissenschaft allerdings bereits herausgefunden hat, ist, dass diese Erkrankung familiär gehäuft auftritt. Daher geht man davon aus, dass eine Neigung zu Morbus Bechterew vererbt wird. Man spricht dann von einer erhöhten genetischen Vulnerabilität bzw. Verletzlichkeit.

Die Krankheit selbst wird nicht vererbt. Vielmehr kann man die erhöhte Anfälligkeit, im Laufe des Lebens an Morbus Bechterew zu erkranken, erben. Es braucht dann verschiedene auslösende Faktoren, sogenannte Trigger, die dazu führen, dass die Erkrankung ausbricht.

Das lässt sich gut in Anlehnung an das Diathese-Stress-Modell von Rosenberg erklären. Zwar wurde hier ursprünglich die Entstehung psychischer Erkrankungen beschrieben, die Grundannahmen sind jedoch die gleichen.

- So findet man bei Betroffenen eine genetisch veranlagte erhöhte Wahrscheinlichkeit, im Laufe des Lebens an einer bestimmten Erkrankung (hier Morbus Bechterew) zu erkranken (wie z. B. durch HLA-B27-Nachweis).
- Ist die Person gesundheitsförderlichen Lebensumständen und moderatem bis minimalem Stress ausgesetzt, kann es sein,

dass die Erkrankung überhaupt nicht ausbricht. So sind manche sportliche und gesund lebende Menschen mitunter sehr überrascht, dass HLA-B27 – meist durch Zufallsbefunde – bei ihnen nachgewiesen wird, da sie vollkommen beschwerdefrei durchs Leben gehen.

- Ist die Person jedoch hohem Stress ausgesetzt (z. B. eine schwierige Situation, für die es keine Lösung zu geben scheint, oder dauerhafter großer Stress), so erhöht das die Wahrscheinlichkeit für einen Ausbruch der Erkrankung. Stresshormone spielen eine tragende Rolle.

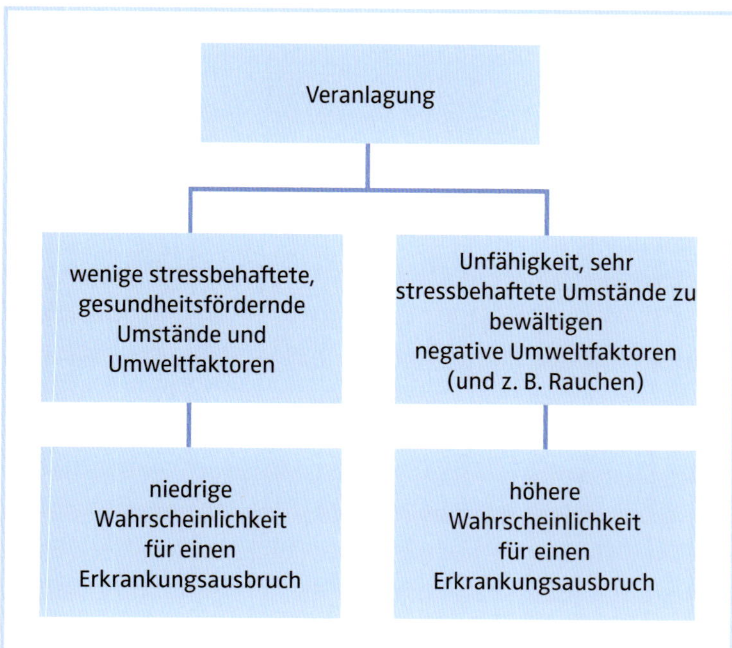

Diathese-Stress-Modell von Rosenberg übertragen auf Morbus Bechterew

Stress als Trigger

Stress gilt als wichtiger Auslöser für Morbus Bechterew. Im Kapitel „Die Rolle von Stress verstehen“ ab Seite 81 gehe ich ausführlich darauf ein. Hier fasse ich die wichtigsten Fakten nur kurz zusammen.

Ärzte empfehlen uns Bechtis, Stress zu vermeiden. Zum einen, um die muskuläre Anspannung und damit verbundene Schmerzen zu reduzieren. Zum anderen, weil Stresshormone im Verdacht stehen, Entzündungen im Körper auszulösen oder aufrechtzuerhalten. Neuere Forschungen deuten darauf hin, dass die vermehrte Anzahl an Stresshormonen im Blut zu einer erhöhten Krankheitsaktivität führen kann. Die verstärkte Krankheitsaktivität in den frühen Morgenstunden scheint diese These zu bestätigen, denn morgens steigt unser Cortisolspiegel.

Abgesehen davon, dass ein hoher Stresshormonspiegel Morbus Bechterew aktivieren kann, braucht es immer auch ein außerordentliches Ereignis, das mit einem starken Anstieg von Stresshormonen einhergeht, damit die Erkrankung überhaupt erst ausbricht.

Stress ist nicht nur eine emotionale, sondern auch eine körperliche Reaktion auf ein solches außergewöhnliches Ereignis. Nimmt unser Organismus einen äußeren Reiz (z. B. eine Flamme) oder einen inneren Reiz (z. B. wenn Lebensgefahr droht) wahr, der mit einer außergewöhnlichen Belastung einhergeht, wird unser „Alarmsystem“ aktiviert: Der Körper reagiert mit einer Reihe von Maßnahmen, die ihn bei der Bewältigung dieses Ereignisses unterstützen sollen. Eine davon ist die vermehrte Ausschüttung von Stresshormonen.

Wenn wir uns nun vor Augen führen, dass die Wissenschaft enge Zusammenhänge zwischen unserem Immunsystem und den damit verbundenen Vorgängen im Nerven- und Hormonsystem finden konnte, wird plausibel, dass ein besonders starker Anstieg von Stresshormonen unser Immunsystem zu besonderer Aktivität anregt und es zu überschießenden Reaktionen kommt, die bei Morbus Bechterew zu der Autoimmunreaktion führen können.

Infektion als Trigger

Wie erläutert, zählt Morbus Bechterew zu den Autoimmunerkrankungen, das heißt, das Immunsystem richtet sich gegen gesundes körpereigenes Gewebe. Vor einiger Zeit hat meine Rheumatologin mir im Rahmen einer Impfaufklärung erklärt, dass grundsätzlich jede Infektion für den Körper auch eine Art „Stress“ bedeutet. Dieser „Stressor“ versetzt den Körper in erhöhte Alarmbereitschaft und es gilt ihn abzuwehren. Bei Menschen mit Morbus Bechterew reagiert das Immunsystem mitunter mit einer überschießenden Immunantwort und greift auch körpereigene Zellen an. Es ist wissenschaftlich noch nicht abschließend geklärt, warum dies bei einigen Erregern, wie z. B. den Herpesviren, häufiger der Fall ist, andere Infektionen hingegen kaum oder nur eine moderate Immunantwort produzieren.

Klebsiella als Trigger

Morbus Bechterew wird meist durch starke Rückenschmerzen auffällig, vor allem im unteren Rücken. Das lässt sich gut nachvollziehen, wenn man den Wirkmechanismus eines der vermeintlichen Entzündungsauslöser betrachtet. Ich beziehe mich auf die Ergebnisse von Forschungen, die am King’s College London durchgeführt wurden.[2] Hier konnten Wissenschaftler einen Zusammenhang zwischen dem Vorhandensein der Klebsiella-Bakterien im Darm und der Autoimmunreaktion aufzeigen.

Die Autoimmunreaktion mit Klebesiella als Trigger ist nur eine von mehreren entzündungsauslösenden Faktoren. Sie erklärt noch nicht alle Verlaufsformen.

In unserem Darm befinden sich verschiedene Bakterienstämme, die dort einen guten und wichtigen Dienst tun. Bei uns Menschen gehören üblicherweise auch Klebsiella-Bakterien dazu. Wenn diese in überschießend großer Zahl im Darm vorhanden sind, schaltet sich unser Immunsystem zur Regulation ein und schickt Antikörper in die Zielregion. Die Antikörper gelangen in den Bereich des Dickdarms, wo die Klebsiella-Bakterien üblicherweise anzutreffen sind, aber auch in das umliegende Gewebe.

Nun kommt bei vielen von Bechterew Betroffenen eine genetische Besonderheit hinzu. Sie besitzen das HLA-B27-Gen, das durch Labortests nachweisbar ist. Auf der Oberfläche dieses Gens befinden sich kleine Bereiche, auf die Antikörper, die gegen Klebsiella gerichtet sind, reagieren. Die Antikörper docken an, um die vermeintlichen Störenfriede zu beseitigen. Dieser Irrtum des Immunsystems führt dazu, dass der Körper körpereigenes Gewebe angreift. Die Folge sind Entzündungen, in diesem Fall insbesondere des Gewebes um den Dickdarm herum, also im Bereich der Kreuzbein-Darmbein-Gelenke (Iliosakralgelenke).

Daher sind die ersten Symptome, die auf Morbus Bechterew hinweisen, Entzündungen in den Iliosakralgelenken, die meist mit starken Schmerzen im unteren Rücken einhergehen.

Trauma als Trigger

Der Begriff Trauma kommt aus dem Griechischen und heißt „Verletzung, Wunde“. In der Psychologie wird damit eine seelische Verletzung, eine starke seelische Erschütterung bezeichnet. Weshalb zählt man Autoimmunerkrankungen auch zu den Traumafolgestörungen?

Professorin Luise Reddemann, Fachärztin für Psychiatrie und Psychoanalytik und Expertin auf dem Gebiet der Traumatherapie, beschreibt Trauma als ein Ereignis, das folgende Kriterien erfüllt: „Die Person war selbst Opfer oder Zeuge eines Ereignisses, bei dem das eigene Leben oder das Leben anderer Personen bedroht war oder das eine ernste Verletzung zur Folge hatte. Die Reaktion des Betroffenen beinhaltete Gefühle von intensiver Angst, Hilflosigkeit oder Entsetzen.“[3]

Bei Morbus Bechterew besteht eine multifaktorelle Genese – das heißt, es braucht verschiedene Faktoren, damit die Erkrankung, für die wir (durch Erbgut) eine Veranlagung haben, zum

Ausbruch kommt. Im Leben der Betroffenen von Morbus Bechterew findet sich oft ein extrem emotional belastendes Ereignis, das – ähnlich, wie im Kapitel Stress beschrieben – zu einer sehr hohen Ausschüttung von Stresshormonen geführt hat. Besteht also die genetische Disposition für Morbus Bechterew und kommen äußere ungünstige Faktoren dazu, reicht eine solche Hormonausschüttung aus, damit die Erkrankung ausbricht.

In der Medical Tribune wird eine Studie von 2018 zu verschiedenen Autoimmunerkrankungen mit Daten aus Schweden beschrieben. Diese ergab, dass Menschen mit einer Traumatisierung innerhalb des Beobachtungszeitraums von durchschnittlich zehn Jahren ein deutlich höheres Risiko hatten, an einer Autoimmunerkrankung zu erkranken, als die Vergleichsgruppe. Dabei erhöhte sich das Risiko bei Erkrankten

- mit einer posttraumatischen Belastungsstörung um 46 Prozent,
- mit einer akuten Stressreaktion um 35 Prozent und
- mit einer Anpassungsstörung und anderen Stressreaktionen um 37 Prozent.

> Inwieweit die Psyche Anteil an der Krankheit hat, ist noch nicht klar. Doch es deutet einiges darauf hin, dass Stress und Traumata das Risiko erhöhen.

Dies bestätigen Untersuchungen von Thomas Meyer, der seine Ergebnisse 2017 in einem Artikel[4] veröffentlicht hat. Er schließt darauf, dass bei Autoimmunerkrankungen und psychischer Traumatisierung gemeinsame immunpathologische Mechanismen eine Rolle spielen und diese sich gegenseitig bedingen.

Sehr vereinfacht ausgedrückt und aus der Perspektive der Psychologie betrachtet, kann man die Autoimmunerkrankung als Aggression gegen sich selbst interpretieren und als Ausdrucksform von unterdrückter Schuld oder Wut verstehen, die bei Traumata eine große Rolle spielen.

Das wäre ein Erklärungsansatz für viele, wenngleich nicht für alle Betroffenen. Die Forschung hat auch hier noch weitere Hypothesen.

Es besteht ein Zusammenhang zwischen dem schnelleren Voranschreiten rheumatischer Erkrankungen – also auch Morbus Bechterew – und dem Tabakrauchen.

Rauchen – kein Trigger, aber ein Brandbeschleuniger

Es gibt zwar bislang keine Hinweise, dass Rauchen Morbus Bechterew auslösen kann, doch die Krankheit schreitet deutlich schneller voran, wenn Betroffene aktive oder ehemalige Raucher sind.

In einem Artikel der Deutschen Gesellschaft für Rheumatologie (DGRh) werden Ergebnisse beschrieben, die eine höhere Krankheitsaktivität und stärkere Rückenschmerzen bei (jungen) rauchenden Betroffenen nachweisen. Auch wenn das Rauchen bisher nicht nachweislich zu den Auslösern einer rheumatischen Erkrankung zählt, so wurde jedoch der Bezug zu den durch das Rauchen vorhandenen Schadstoffen im Blut hergestellt, die wiederum bei den Betroffenen Entzündungsreaktionen auslösen können.[5] Ferner berichtet die DGRh über Ergebnisse einer Untersuchung aus dem Jahr 2018[6], denen zufolge Raucher häufiger an Rheuma erkranken als andere Menschen und die Gelenkzerstörung bei Rauchern schneller voranschreitet.

„Die Schadstoffe aus dem Tabakrauch lösen im Blut eine Entzündungsreaktion aus", so Professor Schulze-Koops in einem Artikel in der Ärzte Zeitung.[7] Der Entzündungswert CRP sei häufig erhöht nachweisbar. Dies verstärke die chronische Entzündung. Die DGRh rät in ihrer Leitlinie zur axialen Spondyloarthritis Patienten daher dringend zum Rauchstopp, um stärkere Einbußen der Funktionsfähigkeit und das Fortschreiten der Erkrankung zu begrenzen.

Bei aktiven Rauchern kam es 3,6-fach häufiger zu einer schnellen Schädigung der Gelenke. Bei ehemaligen Rauchern war das Risiko immer noch um den Faktor 2,8 erhöht.[8]

Zu diesem Thema wurde in Großbritannien 2019 eine Studie mit 2000 Patienten mit axialer Spondyloarthritis durchgeführt. Die Hälfte der Patienten waren aktive oder ehemalige Raucher. Aus dieser Gruppe wurde eine höhere Krankheitsaktivität, häufigeres Auftreten von Fatigue, Schlafstörungen, Angst und Depressionen berichtet.[9] Den Ergebnissen zufolge erkranken Raucher zudem häufiger an Schuppenflechte.

Während Morbus Bechterew bis heute als unheilbar gilt, ist es sehr wohl möglich, sich das Rauchen abzugewöhnen. Sollte dein Antrieb bisher noch nicht stark genug gewesen sein, können dir diese Fakten einen guten Grund liefern. Erfolgreiche Wege zum rauchfreien Leben gibt es viele.

Symptome und Krankheitsverlauf

Die ersten Symptome sind Entzündungen im Bereich der Kreuzbein-Darmbein-Gelenke (Iliosakralgelenke), das sind relativ unbewegliche Verbindungen im unteren Rückenbereich, die von Bändern versteift werden. Diese Entzündungen führen zu starken Schmerzen im unteren Rücken und auch im Gesäß, insbesondere bei längerem Sitzen. Bei Ruhe sind die Schmerzen in der Regel am schlimmsten, sie bessern sich bei Bewegung. Betroffene wachen oft in den frühen Morgenstunden auf und erleben dann eine Steifigkeit der Gelenke, die sich unter Bewegung nach dem Aufstehen lindern lässt.

Die häufigsten Symptome

Typisch ist der über Monate anhaltende, tief sitzende Rückenschmerz, vor allem nach längeren Ruhephasen, der sich durch Bewegung bessert. Aber auch Entzündungen bzw. Schmerzen an Gelenken, Muskeln oder Knochen können auf einen Morbus Bechterew hinweisen. Der Verdacht auf eine rheumatische Erkrankung sollte in jedem Fall von einem Facharzt (Rheumatologen) überprüft werden.

Typisch ist der über Monate anhaltende, tief sitzende Rückenschmerz, der sich durch Bewegung bessert.

Erste Anzeichen und typische Symptome für Morbus Bechterew:

- anhaltender, tief sitzender Rückenschmerz über mehr als drei Monate
- Schmerzen strahlen ins Gesäß und in beide Oberschenkel aus
- Besserung bei Bewegung, Verschlimmerung bei Ruhe (im Gegensatz zu nicht entzündlich bedingten Rückenschmerzen)
- Morgensteifigkeit des Rückens (30 Minuten oder länger)
- Symptome vor allem in den frühen Morgenstunden
- Müdigkeit und Abgeschlagenheit

Weitere Kriterien, die auf einen Morbus Bechterew hinweisen können:

- unsymmetrische Entzündung einzelner Gelenke (z. B. Hüftgelenk, Kniegelenk)
- Fersenschmerzen oder eine andere Sehnenansatz-Entzündung (Enthesitis)
- Regenbogenhautentzündung (Iritis) im Auge
- Schmerzen am Brustbein, die Brustkorbdehnung ist eingeschränkt
- eindeutige schnelle Besserung durch ein cortisonfreies entzündungshemmendes Medikament und Wiederkehr der Schmerzen nach Absetzen des Medikaments

Der typische Krankheitsverlauf

Ein typischer Krankheitsverlauf bei einem Morbus Bechterew sieht (im Mittel der unterschiedlichen Quellen) so aus:

- Beginn der Erkrankung zwischen dem 15. und 40. Lebensjahr
- vorübergehende Verschlimmerungen (Entzündungsschübe) und Besserungen
- fortschreitende Versteifung und Verformung der Wirbelsäule
- einmaliges oder wiederholtes Auftreten einer Iritis im Auge bei etwa 40 Prozent der Patienten

Wenn die Erkrankung vor dem 16. Lebensjahr ausbricht, scheint das schwere Verläufe zu begünstigen. Schaut man genauer hin, bezieht sich das jedoch lediglich darauf, dass sich dadurch die Wahrscheinlichkeit einer späteren Hüftgelenkoperation etwas erhöht. Ob Gelenke der Gliedmaßen betroffen sind, zeigt sich frühzeitig im Krankheitsverlauf.

Typischerweise versteifen sich die chronisch entzündeten Bereiche der Wirbelsäule. Die Zwischenwirbelgelenke verlieren ihre Beweglichkeit, die Bandscheiben und die Bänder verknöchern. Ursache dafür ist eine wuchernde Knochenbildung, mit der der Körper auf die Entzündung der Wirbelsäule reagiert. Bewegungseinschränkungen und Fehlstellungen im Spätstadium gehen auf diese Verknöcherung und Versteifung zurück.

Jeder Bechterew verläuft anders

Neben diesen typischen Merkmalen verläuft Morbus Bechterew bei jedem Patienten anders. Das Spektrum reicht von einem so milden Verlauf, dass die Patienten unwissentlich erkranken, bis hin zu einem hoch aggressiven Verlauf, bei dem es schon in jungen Jahren zu irreversiblen und irreparablen Versteifungen und Verknöcherungen kommen kann.

Auch die Beschwerden variieren stark: Sie beschränken sich bei manchen Betroffenen auf die Wirbelsäule, wobei entweder schubweise Entzündungsschmerzen oder eine sich stetig fortschreitende Wirbelsäulenversteifung vordergründig ist. Die Rückenschmerzen breiten sich nicht selten von der Lendengegend bis in die Brust- und Halswirbelsäule aus. Zusätzlich können auch größere Gelenke (Schultern, Ellbogen, Hüfte, Knie), Sehnenansätze und die Regenbogenhaut des Auges betroffen sein und sich entzünden.

In bestimmten Fällen können Gelenke der Gliedmaßen, innere Organe, der Darm oder das Auge mitbetroffen sein.

Verlaufsformen

Wie eingangs beschrieben, ist eine frühe Verlaufsform des Morbus Bechterew die nicht-röntgenologische axiale Spondyloarthritis (nr-axSpA). Das bezeichnet nicht durch Röntgenaufnahmen abbildbare oder nur geringe Veränderungen an der Wirbelsäule.

Diese kann in die schwerere Verlaufsform, die ankylosierende Spondylitis (Morbus Bechterew) mit klinisch und radiologisch vollständiger Versteifung der Wirbelsäule (Ankylose) übergehen. Eine andere Bezeichnung ist röntgenologische axiale Spondyloarthritis (r-axSpA), hier können entsprechende Veränderungen auch durch Röntgenbefunde gesichert werden.

Die Gruppe der Spondyloarthritiden lässt sich darüber hinaus unterscheiden in

- die prädominant axiale Spondyloarthritis (inklusive Morbus Bechterew = ankylosierende Spondylitis) und
- die prädominant periphere Form, die sich durch periphere Manifestationen, wie Arthritis (chronische Entzündung an Gelenken), Enthesitis (Entzündung von Bändern oder Sehnen am Knochen) und/oder Daktylitis (entzündliche Weichteilschwellung an Fingern oder Zehen) äußert.

Begleiterkrankungen

Im Verlauf kann es bei bis zu 50 Prozent der Patienten zusätzlich zu Beschwerden außerhalb des Skeletts durch andere Organmanifestationen kommen.

Im Verlauf der Krankheit kommt es bei bis zu 50 Prozent der Patienten zusätzlich zu Beschwerden außerhalb des Skeletts, z. B. zu chronischen Entzündungen im Bereich des Darms, der Haut und des Auges. Auch Blasenentzündungen sollten vor dem Hintergrund des Morbus Bechterew besonders betrachtet werden.

Darüber hinaus können weitere Symptome bzw. Erkrankungen wie Depression, Müdigkeit, Erschöpfung/Fatigue und Abgeschlagenheit hinzukommen. Dabei steht Fatigue im Vordergrund, die am stärksten mit dem Schmerz, dem Hauptfaktor des Bechterew, verbunden ist. Mehr dazu im Kapitel „Begleiterkrankungen kennen“.

Heilung ist bislang nicht möglich – Besserung sehr wohl

Eine Heilung dieser entzündlich-rheumatische Erkrankung ist aktuell nicht möglich, allerdings werden inzwischen neue Behandlungsansätze entwickelt, die hoffen lassen. Durch eine gezielte Therapie und eigenes Verhalten lassen sich Schwere und Ausmaß der Erkrankung entscheidend beeinflussen.

Der Verlauf kann durch gut abgestimmte therapeutische Interventionen und gezielte Ausrichtung des Lebensstils positiv beeinflusst werden. Dies sollte Sport und Bewegung, Physiotherapie und Ergotherapie, multimodales Schmerztherapiekonzept und ergänzende Maßnahmen beinhalten.

Mit gesunder Ernährung und der bewussten Auswahl von Lebensmitteln nimmt man Einfluss auf die entzündlichen Vorgänge im Körper und kann den Erkrankungsverlauf positiv beeinflussen.

Erfreulicherweise lässt sich mitunter auch beobachten, dass die Krankheit grundsätzlich in jedem Stadium spontan zum Stillstand kommen kann. Im glücklichsten Fall heilt Morbus Bechterew im Frühstadium spontan aus, ohne wesentliche Schäden zu hinterlassen.

Die weibliche Sexualität bei Morbus Bechterew

An dieser Stelle möchte ich einem Unterschied zwischen Männern und Frauen Raum geben, die an Morbus Bechterew leiden. Diese Betrachtung ist allein den biologischen Unterschieden geschuldet, denn bei Frauen befinden sich die Geschlechtsorgane in der Nähe des Kreuzdarmbeins, also der Regionen im Bauchinneren, die zumeist von Entzündungsvorgängen betroffen sind.

Wie die Sexualmedizinerin Dr. Elia Bragagna[10] oder auch Professor Claus Buddeberg[11] unter anderem wunderbar publizieren, gibt es bei der Frau in der Nähe des Kreuzdarmbeins im Rückenmark zwischen dem zweiten und dem vierten Kreuzbeinwirbel eine Bündelung von Nervenfasern, die als „Schaltstation" der sexuellen Erregung fungiert. Diese Region wird auch als reflexogenes Zentrum bezeichnet. Hier werden die erotischen taktilen Reize aus der Genitalgegend verarbeitet, so ist dieser Bereich z. B. während des Sexualaktes besonders empfänglich für Reize.

Daher kann es vorkommen, dass der Sexualakt zu einer besonderen Reizung dieser Region führt und Entzündungen aufflammen lässt.

Belastbare klinische Befunde wurden hierzu meiner Kenntnis nach noch nicht publiziert. Vermutlich nicht zuletzt auch, weil dieses Thema oft noch mit Scham behaftet ist. Doch konnte ich in Einzelgesprächen, im Austausch in Selbsthilfegruppen und mit den behandelnden Ärzten Berichte sammeln, die sich immer wieder ähneln. Und genau deshalb ist es mir so wichtig, an dieser Stelle auf einen möglichen Zusammenhang zwischen tiefsitzendem Rückenschmerz und der Reizung des Bereiches um das Kreuzdarmbein-Gelenk hinzuweisen, die bei der Frau nach Geschlechtsverkehr auftreten kann – aber nicht muss.

Bitte verstehe diese Beschreibung nun nicht als Aufforderung, dein Intimleben aus Furcht vor erneuten Entzündungen einzuschränken. Denn es werden ja auch zahlreiche Glückshormone ausgeschüttet, wenn du Sex praktizierst. Abgesehen davon fördert diese Bewegung die Flexibilität deines Haltungsapparates, steigert die Durchblutung, hebt deine Stimmungslage und hat noch weitere positive Effekte. Diese sind sehr viel wahrscheinlicher und wiegen weitaus mehr.

Vielmehr möchte ich dir für den Fall Sorge nehmen, dass du nach einer besonders romantischen Nacht am nächsten Morgen unvermittelt unter Rückenschmerzen leidest. Du musst nicht gleich Angst vor einem neuen Krankheitsschub haben. Solche Sorgen und Ängste und die Fixierung auf den Schmerz haben einen eher ungünstigen Effekt. Bleibe also möglichst entspannt und erinnere dich an die Momente, in denen du solche Schmerzen bereits überstanden und deine Aufmerksamkeit auf positive Aktivitäten lenken konntest. Denn vielleicht ist der Zusammenhang ganz einfach in deinem Sexualleben zu finden. Das wird sich schneller regulieren als ein „üblicher“ Krankheitsschub. Nimm deine Medikation und lenke deine Gedanken auf positive Aspekte.

Die Behandlung durch den Arzt

Bei dir wurde Morbus Bechterew diagnostiziert. Im nächsten Schritt geht es darum, gemeinsam mit deinem Arzt deine Therapie zu besprechen und zu planen.

Ziel der Behandlung festlegen

Als Erstes wird das Ziel der Behandlung bestimmt. Ist deine Beweglichkeit schon eingeschränkt und soll sie verbessert werden? Geht es darum, die Krankheitsaktivität zu reduzieren? Oder ist das Ziel zunächst einmal die Behandlung der Entzündungsvorgänge im Körper? Was genau soll durch die Behandlung erreicht werden?

Jedes Behandlungsziel erfordert je nach Befundlage unterschiedliche Standardbehandlungen.

All diese Fragen sind sehr individuell und sollten unbedingt im ärztlichen Gespräch geklärt werden. Je nach Befundlage und je nach Ziel wird entschieden, welche Behandlung notwendig und sinnvoll ist.

Grundzüge der Behandlung

Trotz der Unterschiede gibt es bestimmte Empfehlungen für die Behandlung von Morbus Bechterew. Sie variieren natürlich nach Befundlage.

Aufklärung – einzeln oder in Gruppe

Nachdem Morbus Bechterew diagnostiziert wurde, ist der erste Schritt die Aufklärung über die Krankheit. Dein Arzt wird dir in einem persönlichen Gespräch die Erkrankung näher beschrei-

> Eine gute Aufklärung macht dich zum kompetenten Patienten und du kannst dadurch viele negative Emotionen vermeiden.

ben. Wenn du Bechterew besser verstehst, kannst du deinen Handlungsspielraum erkennen. Das wirkt sich in der Regel positiv auf deine mentale Gesundheit aus und ist wichtig für die Krankheitsbewältigung.

Diese Aufklärung kann im ganz persönlichen Einzelgespräch geschehen oder in homogenen Kleingruppen. Auch eine Aufklärung in den Bewegungsangeboten durch Physiotherapeuten kann dein Wissen ergänzen und dient der Selbstermächtigung.

Bewegungstherapie – einzeln oder in Gruppe

Dein Arzt wird gemeinsam mit dir ein individuelles Sportprogramm zusammenstellen, das dazu geeignet ist, die Erkrankungsaktivität einzudämmen und somit das Fortschreiten der Wirbelsäulenverkrümmung aufzuhalten. Das kann Krankengymnastik sein, einzeln oder in einer Gruppe, oder auch ein Nordic-Walking-Kurs. Das Sportprogramm kann sehr individuell gestaltet werden. Wenn du bereits aktiv Sport machst, wird dies natürlich berücksichtigt. Zudem spielt das regionale Angebot eine Rolle.

Informationen über entsprechende Kurse bekommst du von deinem Arzt und auch von deiner Krankenkasse. Ebenfalls hilfreich sind hier die regionalen Selbsthilfegruppen, beispielsweise die Deutsche Vereinigung Morbus Bechterew oder der Rheuma Liga, die Wassergymnastik oder auch Trockengymnastik (Wirbelsäulengymnastik) auf ärztliche Verordnung anbieten. Vielen Erkrankten hilft es, in einer Gruppe zu trainieren, da sie sich dort mit anderen austauschen können und ein Gefühl von Solidarität erfahren. Im Kapitel „Bewegung – werde aktiv!“ ab Seite 58 gehe ich näher darauf ein, wie wichtig Bewegung bei der Bewältigung des Morbus Bechterew ist.

Manuelle Therapie

Die manuelle Therapie ist eine besondere Behandlungsform, die entsprechend ausgebildete Physiotherapeuten anbieten. Dabei kommen je nach individueller Befundlage verschiedene Techniken zum Einsatz. Ziel dieser Behandlung ist die Verbesserung der Körperhaltung und die Zunahme der Beweglichkeit deines Haltungsapparates. Zur manuellen Therapie gehören bestimmte Manipulations-, Mobilisations- und neuromuskuläre Therapien. Dadurch können sensomotorische (wie veränderte Schweißsekretion, Durchblutung und Tonusregulation) und neurophysiologische (z. B. Schmerzverarbeitung) Effekte angestoßen werden. Mitunter wirst du auch aktive Übungen mit deinem Physiotherapeuten durchführen. Das wird individuell geplant.

Hyperthermie/Kältetherapie

Zu der Behandlung mit Wärme gibt es bisher nur Studien mit wenigen Teilnehmenden. In einer niederländischen Studie mit 17 Morbus-Bechterew-Patienten gingen die Betroffenen über einen Zeitraum von vier Wochen zweimal wöchentlich in die Sauna und machten jeweils zwei Saunagänge bei 55 °C. Diese Therapie führte zu einer Reduktion der Steifheit und Schmerzen unmittelbar nach den Saunagängen, die jedoch nicht dauerhaft anhielt. Es gibt aber Belege dafür, dass eine milde Hyperthermie im Vergleich zu einer gesunden Kontrollgruppe bei Patienten mit Bechterew ohne Entzündungsschub zu signifikant niedrigeren Zytokinspiegeln führen kann.[12]

Kältetherapie kann im Falle von akuten Entzündungen zur Schmerzlinderung beitragen. Dieser Effekt konnte jedoch bisher nicht in Meta-Studien belegt werden.

Elektrotherapie und Ultraschall

In diese Behandlungsgruppe fallen Stangerbäder, die in Kombination mit Bewegungstherapie zu einer Verminderung der Krankheitsaktiviät führen können. Durchgeführt wird es in einer Spezialwanne. An den Seiten dieser Wanne befinden sich Metallplatten, die als Plus- oder als Minuspol dienen. Während des

Stangerbades liegst du in der Spezialwanne und erhältst speziell auf deine Beschwerden abgestimmte Stromimpulse. Diese üben einen gezielten Reiz auf Muskeln und Nerven aus, was bei der Behandlung chronischer Beschwerden helfen kann. Auch der Wärmeeffekt ist von entscheidender Bedeutung für den Behandlungserfolg.

Das Heilverfahren TENS (Transkutane Elektrische Nervenstimulation) bekämpft Schmerzen mit Strom. Dabei werden elektrische Impulse mittels Hautelektroden auf Körperteile übertragen. Diese Methode hat sich bei vielen Menschen bewährt, sie ist wissenschaftlich allerdings nicht besonders gut belegt.

Ferner konnte beobachtet werden, dass eine zusätzliche Ultraschalltherapie den Effekt eines angeleiteten Übungsprogramms verstärken kann. Die Ultraschalltherapie ist eine Methode der Physikalischen Therapie und ein medizinisches Verfahren zur Schmerzlinderung und Unterstützung von Selbstheilungsprozessen mittels Ultraschall.

Ergotherapie

Ergotherapie weist ein sehr großes Behandlungsspektrum auf.

Dabei handelt es sich um eine medizinische Behandlungsform, die Menschen mit eingeschränkter Handlungsfähigkeit unterstützt. Die Ergotherapie richtet sich an Menschen jeglichen Alters und mit ganz unterschiedlichen Erkrankungen. Sie zielt darauf ab, Patienten bei der Bewältigung ihrer Alltagstätigkeiten zu unterstützen: Spezifische Aktivitäten, Umweltanpassung und Beratung unterstützen Menschen in ihrer Handlungsfähigkeit, fördern gesellschaftliche Teilhabe und ermöglichen eine Verbesserung der Lebensqualität.

Ergotherapie kann bei Menschen mit Morbus Bechterew dazu beitragen, die Krankheitsaktivität zu reduzieren und die körperliche Funktionsfähigkeit zu stärken. Dazu kommen Schulungen zu gelenkschonendem Verhalten und Selbstmanagementmethoden zur Anwendung.

Medikamentöse Therapie

Es ist unbedingt zu beachten, dass jede (!) einzelne Entzündung an Gelenken deines Haltungsapparates medikamentös behandelt werden sollte, um irreversible Schäden zu vermeiden.

Hier ist der Arzt deines Vertrauens dein Ansprechpartner. Er wird dich ausführlich unter Berücksichtigung deiner individuellen Anamnese beraten. Daher nenne ich hier nur die Standardmedikamente, die meist (in dieser Reihenfolge je nach Krankheitsaktivität aufsteigend) zur Anwendung kommen:

- nichtsteroidale Antirheumatika (NSAR), wie Coxibe (Entzündungshemmer)
- Kordikoide, wie Glucocorticoide, Korticosteroide (kortisonhaltige Arzneimittel)
- Biologikum oder Biosimilar, wie TNF-Hemmer, IL-17-Hemmer (hemmen bestimmte Botenstoffe, um die Entzündungsaktivität zu verhindern)

Multimodaler Ansatz

Sollten alle hier beschriebenen Hilfen keine ausreichende Wirkung erzielen, greift im Falle besonders schwerer Verläufe und wenn die medikamentöse Therapie an ihre Grenzen gerät, ein multimodales Schmerztherapiekonzept. Hierbei schließen sich mehrere Disziplinen zusammen und bieten eine intensive – oft stationäre – Therapie an. Diese besteht aus den folgenden Elementen:

- medikamentöse Therapie
- manuelle Therapie
- intensive Aufklärung auf Basis eines sogenannten biopsychosozialen Krankheitsmodells
- Bewegungstherapie bzw. Sporttherapie
- Körperwahrnehmungstraining (wichtig zur Einschätzung eigener Leistungsgrenzen)
- schmerz-psychotherapeutische Behandlung

Beispiel für eine Körperskizze, auf der du täglich über einen definierten Zeitraum Schmerzpunkte markierst

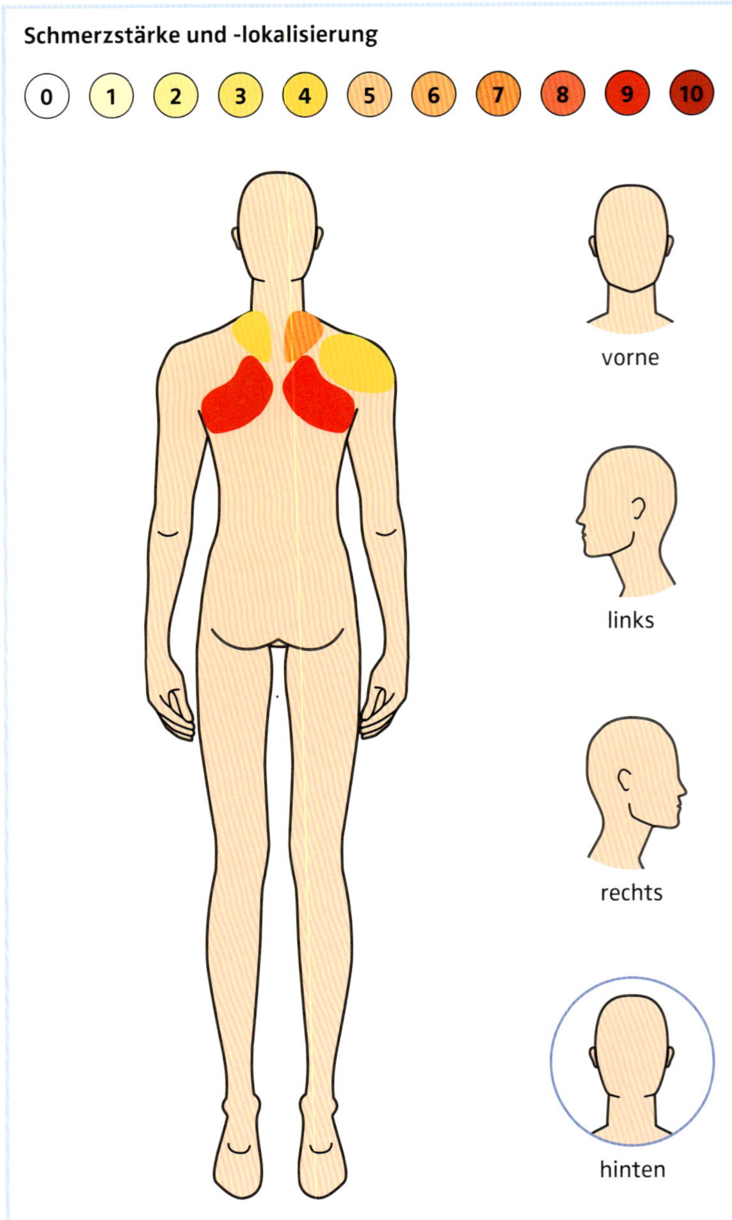

- Herausarbeitung von Ressourcen im Umgang mit Schmerz
- Vermittlung von Entspannungs- und Stressbewältigungstechniken, Genusstraining etc.
- störungsorientierte Einzeltherapie
- Berücksichtigung von Komorbiditäten

Der mentale Umgang mit chronischen Schmerzen ist ein wichtiger Teil einer multimodalen Schmerztherapie. Mehr dazu im zweiten Teil dieses Buches.

Ärzte, Psychotherapeuten, Physio- und Ergotherapeuten, Pflegekräfte und andere arbeiten hier als Team zusammen. Diese Therapie findet in kleinen Gruppen von maximal acht Patienten statt, dazu kommt Einzeltherapie.[13]

Gut vorbereitet zum Arzt

Damit dein Arzt dir die bestmögliche Unterstützung geben kann, benötigt er ein umfassendes Bild der Symptomatik. Für ausführliche Gespräche bleibt im Praxisalltag meist nur wenig Zeit. Daher ist es eine große Hilfe, wenn du verschiedene Informationen bereits mitbringst. Sammle nach Möglichkeit schon vor dem Arzttermin deine Beobachtungen.

So wird dich z. B. der Rheumatologe wahrscheinlich nach den Schmerzen in den letzten Tagen oder Wochen fragen. Diese Frage spontan zu beantworten, ist oft nicht leicht, da man sich einfach nicht mehr so gut in die zurückliegenden Momente einfühlen kann.

Du könntest daher bereits zu Hause deine Symptome dokumentieren, die im Laufe der Woche oder im Falle eines Schubs auftreten (siehe hierzu auch Abbildung auf Seite 34). Wenn du deine Aufzeichnungen beim nächsten Arztbesuch mitbringst, ist das eine große Hilfe.

Dabei sind folgende Fragen relevant:

- Wie ist meine Stimmung?
- Treten Schmerzen auf? Wenn ja, wo treten Schmerzen auf? Hier hilft eine Körperskizze, auf der du die Punkte markierst.

- Wie stark ist der Schmerz auf einer Skala von 0 (keine Schmerzen) bis 10 (höchster Schmerz)?
- Treten Funktionsbeeinträchtigungen auf? Wenn ja, wo treten diese auf? Auch hier hilft eine Körperskizze.
- Wie müde oder erschöpft bist du auf einer Skala von 0 (geringe Müdigkeit) bis 10 (sehr starke Erschöpfung)?
- Wie stark ist die Morgensteifheit auf einer Skala von 0 (gering) bis 10 (höchste Ausprägung)?
- Wie viele Stunden konnte ich schlafen?
- Gibt es besondere Belastungen (belastende Lebensereignisse oder starke Stressbelastungen)?
- Welche Medikamente habe ich eingenommen? In welcher Dosierung?

Ferner sind für den behandelnden Arzt auch die Befunde der Kollegen bzw. Mitwirkenden anderer Disziplinen hilfreich, um ein gutes Gesamtbild des aktuellen Zustandes und der damit verbunden Behandlungsmöglichkeiten zu bekommen. All dies bietet dir die bestmögliche Chance auf Linderung. So kann der Arzt z. B. von der Physiotherapie einen Bericht anfordern, um über den Verlauf und Erfolg der externen Behandlung informiert zu sein und entsprechende Anschlussbehandlungen bestmöglich planen zu können.

Symptome und Schmerzen dokumentieren

Deine Symptome etc. kannst du in einem Schmerztagebuch auflisten, das an deine Bedürfnisse angepasst ist. Auf Seite 118 findest du eine Vorlage. Es gibt auch diverse digitalen Helfer und Apps, wie z. B. die App Pain-Tracer, die du nutzen kannst, um deine Beobachtungen zu dokumentieren. Egal, welche Methode du wählst, die Übersicht gibt dir und deinem Arzt wichtige Hinweise.

Morbus Bechterew – eine Behinderung?

Morbus Bechterew verläuft von Mensch zu Mensch sehr unterschiedlich. Das betrifft sowohl die Geschwindigkeit, mit der die Krankheit voranschreitet, als auch die Ausprägung, die sie erreicht. Die Diagnose bedeutet daher nicht zwangsläufig, dass Betroffene irgendwann behindert sein werden. Tatsächlich münden nicht sehr viele Verläufe in einer Schwerbehinderung, das bedeutet einen Grad der Behinderung von mehr als 50 Prozent.

Das, was wir heute unter „Behinderung“ verstehen, hat sich sehr gewandelt.[14] Das aktuelle Schema wurde 2001 durch die WHO vorgestellt. Die „International Classification of Functioning, Disability and Health (ICF)“ folgt nunmehr einem biopsychosozialen Ansatz (Partizipationsmodell) und versteht Behinderung als Oberbegriff zu Beeinträchtigungen der Funktionsfähigkeit unter Berücksichtigung der Kontextfaktoren.[15]

Die ICF betrachtet soziale Teilhabe und deren Beeinträchtigung als Wechselwirkung zwischen dem gesundheitlichen Problem einer Person und ihren Umweltfaktoren. Behinderung ist daher nicht allein eine individuelle Eigenschaft, sondern auch ein soziales Verhältnis. So steht nicht das Defizit im Vordergrund, sondern die Teilhabe an den verschiedenen Lebensbereichen.

Das bedeutet, dass die Benachteiligung von Menschen mit individuellen Gesundheitsstörungen abgemildert oder gar gänzlich beseitigt werden könnte, indem behindernde Umweltfaktoren verändert werden (z. B. durch Barrierefreiheit bei Gebäuden). So ist ein Mensch mit einer Zerebralparese nicht deswegen behindert, weil er körperlich krank ist, sondern weil er durch seine Zerebralparese und die gegebenen Umweltfaktoren daran behindert wird, am öffentlichen Leben teilzunehmen.

Mit der ICF kann Behinderung erfasst und gemessen werden. Sie beschreibt Probleme der menschlichen Funktionsfähigkeit durch drei miteinander verbundene Bereiche:

- Beeinträchtigungen (impairments): Probleme der Körperfunktionen oder -strukturen, z. B. Lähmungen als Folge einer Zerebralparese
- Aktivitätseinschränkungen (activity limitations): Schwierigkeiten, aktiv zu sein, z. B. beim Gehen oder Essen
- Einschränkung der Teilhabe (participation restrictions): Probleme mit der Beteiligung in irgendeinem Lebensbereich, z. B. Diskriminierung am Arbeitsplatz oder im Nahverkehr

Es ist also wichtig, mit deinem Arzt darüber im Gespräch zu bleiben, ab wann dich deine Beschwerden so stark beeinträchtigen, dass du deinen Gewohnheiten nicht mehr entsprechen kannst. Dabei werden nicht nur die rein körperlichen Beeinträchtigungen bewertet, sondern es spielt auch eine Rolle, inwieweit dich Schmerzen und deine seelische Verfassung, z. B. depressive Symptome, in deiner Lebensführung einschränken.

Sollte z. B. die Ausprägung der Krankheitssymptome einen gewissen Grad der Behinderung erreichen, solltest du mit deinem Arzt für Sozialmedizin weitere Maßnahmen besprechen (dazu mehr in dem Abschnitt „So helfen Ärzte, Physio und Co.“ ab Seite 48). Eine Unterstützung durch das Versorgungsamt kann ein wesentlicher Punkt deiner existenziellen Absicherung sein, wenn der Grad der Behinderung dich in deiner Leistungsfähigkeit so stark beeinträchtigt, dass du deinen Lebensunterhalt nicht mehr allein bestreiten kannst.

Vielleicht hilft es dir bei alledem aber zu wissen, dass es insgesamt sehr wenige Menschen gibt, die einen Grad der Schwerbehinderung erreichen, wie die Grafik deutlich macht.

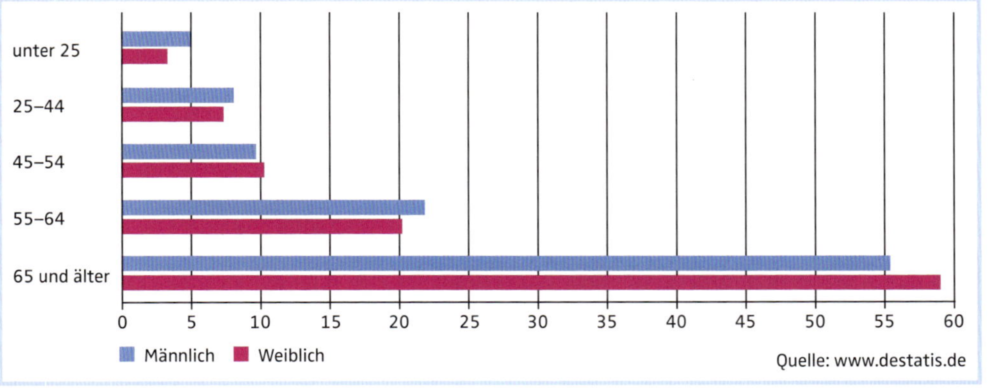

Die Grafik zeigt den Anteil an schwerbehinderten Menschen in Deutschland nach Alter in 2019

Alternative Medizin

Es ist nach meiner Auffassung wichtig, für einschneidende Entscheidungen im Leben eine gute Grundlage zu haben, wie z. B. wissenschaftliche Befunde. Die Schulmedizin hat hier Großartiges geleistet. Ich glaube allerdings, dass sie manchmal (und personenabhängig) nicht immer alles berücksichtigt, was wirken könnte. Da kann die alternative Medizin eine sehr gute Ergänzung sein. Ich persönlich finde eine Balance von beiden Bereichen sehr wichtig. Beide haben ihre Berechtigung.

Häufig lässt sich beobachten, wie Schulmedizin und alternative Medizin gegeneinander arbeiten. Ist es nicht vielmehr das Ziel, sich zusammenzuschließen, um gemeinsam Erfolg zu haben? Zum Wohl der Betroffenen!

Nicht die Schulmedizin hat hier die alleinige Berechtigung und auch die alternativen Maßnahmen allein wären nicht zielführend. Es geht um die sinnvolle Bündelung von wertvollen, wirksamen und Erfolg versprechenden Ressourcen aus beiden Bereichen.

Akkupunktur hat mir beispielsweise in der Schwangerschaft bei Rückenschmerzen sehr gut geholfen. Auch Osteopathie und Methoden der Traditionellen Chinesischen Medizin eröffnen wirksame Behandlungsansätze, die inzwischen von der Wissenschaft bestätigt worden sind.

Begleiterkrankungen kennen

Es gibt Erkrankungen, die häufig mit Morbus Bechterew einhergehen oder die durch diese chronische Schmerzerkrankung entstehen, die Studienlage ist hier allerdings unzureichend. Es würde den Rahmen dieses Buches sprengen, die einzelnen Begleiterkrankungen ausführlich zu betrachten, daher beschränke ich mich auf einen ersten Überblick.

Treten mehrere Krankheiten gleichzeitig auf, die ursächlich nicht zwingend zusammenhängen, wird das in der Medizin als Komorbidität bezeichnet.

Durch das Verständnis der Erkrankung kannst du als betroffener Mensch andere gesundheitliche Beeinträchtigungen besser zuordnen. So können entzündliche Vorgänge auch innere Organe befallen, z. B. die Blase. In meinem Fall waren meine Hausärztin und ich ratlos, als verschiedene Antibiotika bei einer Blasenentzündung nicht halfen – aber sie wurde ja nicht bakteriell verursacht. Erst als ich mit den gleichen Entzündungshemmern behandelt wurde, wie sie auch bei Morbus Bechterew Anwendung finden, konnte die Entzündung ausheilen.

Wer an Morbus Bechterew erkrankt ist, sollte andere Gesundheitsstörungen auch immer durch die Bechterew-Brille betrachten – das kann häufig den Blick auf die eigentliche Ursache lenken und daher zur richtigen Behandlung führen.

Depression

Zwar werden Depressionen recht selten durch Morbus Bechterew bedingt (unter 2 % der Bechterew-Patienten erkranken an einer Depression), trotzdem möchte ich diese (Begleit-) Erkrankung als erste nennen. Denn die Symptome ähneln mitunter der häufiger vorkommenden Fatigue und sollten gut voneinander abgegrenzt werden. Nur dann lassen sich beide Erkrankungen richtig behandeln. Bei der Entstehung einer Depression spielt eine erbliche Vorbelastung eine wichtige Rolle. Es braucht jedoch auch ungünstige Lebensumstände und ein auslösendes Ereignis, damit eine Depression ausbricht und bestehen bleibt.

Die Neigung zu Depressionen kann also durchaus schon vor Ausbruch des Morbus Bechterew vorhanden gewesen sein. Womöglich ist sie bereits mit milden Symptomen zum Tragen gekommen und wird durch den Bechterew verstärkt. Es gibt aber auch die Möglichkeit, dass die chronische Schmerzerkrankung eine Depression auslöst. Eine weitere Erscheinungsform der Depression kann durch ein Ungleichgewicht im Hirnstoffwechsel verursacht werden. Dies sollte unbedingt durch fachärztliche Diagnostik und Behandlung begleitet werden.

Um das Thema Depressionen hier kurz und knapp zu beschreiben, zitiere ich aus der „Internationalen statistischen Klassifikation der Krankheiten und verwandter Gesundheitsprobleme" (ICD), die als weltweit anerkanntes System für medizinische Diagnosen gilt. Dort wird zwischen leichten, mittelgradigen und schweren depressiven Episoden unterschieden.

Beim typischen Verlauf der Episoden „leidet der Betroffene unter einer gedrückten Stimmung und einer Verminderung von Antrieb und Aktivität. Die Fähigkeit zu Freude, das Interesse und die Konzentration sind vermindert. Ausgeprägte Müdigkeit kann nach jeder kleinsten Anstrengung auftreten. Der Schlaf ist meist gestört, der Appetit vermindert. Selbstwertgefühl und Selbstvertrauen sind fast immer beeinträchtigt. Sogar bei der leichten Form kommen Schuldgefühle oder Gedanken über eigene Wertlosigkeit vor. Die gedrückte Stimmung verändert sich von Tag zu Tag wenig, reagiert nicht auf Lebensumstände und kann von so genannten ‚somatischen' Symptomen begleitet werden, wie Interessenverlust oder Verlust der Freude, Früherwachen, Morgentief, deutliche psychomotorische Hemmung, Agitiertheit, Appetitverlust, Gewichtsverlust und Libidoverlust. Abhängig von Anzahl und Schwere der Symptome ist eine depressive Episode als leicht, mittelgradig oder schwer zu bezeichnen."[16]

Depressionen können sehr gut behandelt werden. Häufig führt eine Kombination aus medikamentöser und psychotherapeutischer Behandlung zum Ziel. Eine Depression ist eine eigene Erkrankung, und nicht einfach nur eine Befindlichkeitsstörung. Entsprechende Symptome sollten ernstgenommen werden.

Fatigue

Fatigue lässt sich von dem lateinischen Begriff „fatigatio" ableiten, was so viel wie Ermüdung, allgemeine Erschöpfung heißt. Bechterew-Patienten beklagen nach den Schmerzen und den Bewegungseinschränkungen die Müdigkeit als dritthäufigstes Symptom.

> Die Symptome von Depressionen und Fatigue ähneln sich. Für die Behandlung ist es wichtig, beides voneinander abzugrenzen.

Die Symptome von Depressionen und Fatigue ähneln sich sehr. Sollten in der Anamnese bereits depressive Symptome vorhanden sein, werden die ähnlichen Symptome der Fatigue nicht immer korrekt zugeordnet. Daher ist es sehr wichtig, deinem Arzt detailliert zu berichten. Bei der Fatigue steht das Gefühl der Erschöpfung und Müdigkeit im Vordergrund.

Während Fatigue im Zusammenhang mit Krebserkrankungen inzwischen recht gut erforscht ist, tragen Wissenschaftler noch Befunde bezüglich anderer Erkrankungen zusammen. Inzwischen gibt es jedoch verschiedene Studien, die den Zusammenhang zwischen chronischen Schmerzerkrankungen und der Fatigue nahelegen. Wichtig ist, eine gezielte Differenzialdiagnostik der symptomatischen Behandlung voranzustellen, um Überschneidungen z. B. zu dem klinischen Bild einer Depression zu erkennen, bei der es ebenfalls zu Antriebsarmut, Müdigkeit und verändertem Schlaf kommen kann.

Wie wir im Kapitel „Die Rolle von Stress verstehen" ab Seite 81 sehen werden, ist eine ausgeprägte Erschöpfung bei Morbus Bechterew recht gut nachvollziehbar. Der Schmerz ist ein Hauptsymptom der Krankheit und die ständige Aktivierung des Sympathikus unter den Schmerzreizen bedeutet eine besondere Anstrengung. Wenn die Schmerzen länger anhalten, wundert es nicht, dass die Kraftreserven irgendwann zur Neige gehen und nur noch schwer aufgeladen werden können.

Fatigue ist also eine starke Müdigkeit und Erschöpfung, die in Verbindung mit einer Krebserkrankung und/oder chronischen Erkrankungen auftreten kann. Die Erschöpfung steht oft in keinem direkten Zusammenhang mit einer vorangegangenen körperlichen oder geistigen Anstrengung oder Belastung. Sie macht sich meist nicht nur körperlich, sondern auch seelisch und geistig bemerkbar. Typisch für Fatigue ist, dass sich das Gefühl der Ermüdung durch Ruhephasen nicht wesentlich bessert.

Mehr als die Hälfte der Bechterew-Patienten erkranken im Laufe ihres Lebens an Fatigue, Frauen etwas häufiger als Männer.

Wer unter Fatigue leidet, dem fällt es schwer, den Alltag zu bewältigen, die Lebensqualität ist oft deutlich beeinträchtigt. Schon kleine Anstrengungen führen zu einer vollkommenen Erschöpfung. Die Belastbarkeit und Leistungsfähigkeit sind stark reduziert.

Entzündliche Darmerkrankungen

Während durch histologische Befunde bei mehr als der Hälfte der Morbus-Bechterew-Patienten eine Darmentzündung ohne klinische Symptome, wie z. B. Durchfall, nachgewiesen werden kann, bildet ein kleiner Teil der Betroffenen eine chronisch-entzündliche Darmerkrankung (CED) aus. Die häufigsten sind Morbus Crohn und Colitis ulcerosa, die beide in Schüben verlaufen und unter anderem mit Durchfällen einhergehen.

Auch eine Zöliakie – Glutenunverträglichkeit – sollte vor dem Hintergrund eines Morbus Bechterew besondere Betrachtung finden. Hier führt die Aufnahme des Klebereiweißes Gluten, das vor allem Getreide enthalten ist, zu einer Entzündung des Dünndarms.

Die Behandlung von entzündlichen Darmerkrankungen gehört in die Hand eines Gastroenterologen und sollte darüber hinaus ggf. in Kooperation mit dem Rheumatologen erfolgen.

Entzündungen der Regenbogenhaut des Auges

Die anteriore Uveitis ist eine Entzündungsreaktion im vorderen Bereich des Auges. Sie ist auf den Bereich des Ziliarkörpers und der Iris (Regenbogenhaut) beschränkt. Symptom ist ein schmerzhaftes rotes Auge. Diese Entzündung tritt typischerweise nur auf einer Seite auf. Man kann dann oft nur verschwommen sehen, ist lichtempfindlich und es wird von überschießendem Tränenfluss berichtet.

Augenentzündungen sollten ernst genommen und unbedingt behandelt werden. Sonst besteht die Gefahr einer Chronifizierung.

Im Falle dieser Symptome solltest du dich unmittelbar in augenärztliche Behandlung begeben, um dauerhafte Seheinschränkungen zu vermeiden. Es wird dann oft mit entzündungshemmenden Medikamenten behandelt.

Wird sie behandelt, bildet sich die anteriore Uveitis normalerweise nach ein bis drei Monaten zurück. Rückfälle sind möglich. 18–40 Prozent der AS-Patienten erkranken im Laufe ihres Lebens an einer anterioren Uveitis.

Schuppenflechte (Psoriasis)

Während bei Morbus-Bechterew-Erkrankten häufiger psoriasiforme Hautläsionen beobachtet werden, wird lediglich bei bis zu 20 Prozent der Erkrankten das klinische Bild einer Psoriasis vulgaris diagnostiziert.

Symptome der Schuppenflechte sind entzündlich gerötete schuppende Hautstellen, Juckreiz und Brennen der betroffenen Regionen sowie schmerzhafte Risse der Haut. Man findet diese typischerweise an Knie und Ellenbogen, in der Region rund um das Kreuzbarmbein, im Bereich der behaarten Kopfhaut und hinter den Ohren.

Die Schuppenflechte steht in engem Zusammenhang mit Morbus Bechterew und kann daher neben den typischen Psoriasis-Symptomen der Haut auch die Nägel und Gelenke (Psoriasis-Arthritis) betreffen.

Weitere Begleiterkrankungen

Herz: Bei bis zu 33 Prozent der an Morbus Bechterew Erkrankten kann es zu einer Reizleitungsstörung des Herzens als Organmanifestation kommen. Eine Aorteninsuffizienz lässt sich bei bis zu 10 Prozent der Erkrankten feststellen. Eine Auswertung des schwedischen Patientenregisters mit einer großen Datenmenge konnte ein erhöhtes Risiko für Herzrhythmusstörungen und Aortenklappeninsuffizienz bestätigen.

Lunge: Einschränkungen der Funktionsfähigkeit der Lunge sind in der Regel erst bei einem fortgeschrittenen Stadium zu beobachten und zeichnen sich durch restriktive Ventilationsstörungen als Resultat der reduzierten Thoraxbeweglichkeit aus.

Niere: Die Datenlage zu Erkrankungen der Niere im Zusammenhang mit Morbus Bechterew ist wenig belastbar. Es wird von wenigen Fällen der Amyloidose berichtet, das ist eine Erkrankung, bei der Eiweiße schwer lösliche, krank machende Ablagerungen bilden. Die Auftretenswahrscheinlichkeit konnte in einer kleinen Fallserie mit 7 Prozent ermittelt werden. In bis zu 35 Prozent der Fälle konnten grundsätzlich Auffälligkeiten der Niere festgestellt werden. Insgesamt kann jedoch gesagt werden, dass Patienten mit Morbus Bechterew ein erhöhtes Risiko haben, an der Bildung von Nierensteinen und der dadurch verursachten Erkrankung (Nephrolithiasis) zu erkranken.

Fibromyalgie: Bei Fibromyalgie handelt es sich um chronifizierte Schmerzen, die sich eher auf die Muskeln/Weichteile des Körpers beziehen, sie können in 20 und 24 Prozent bei Patienten mit axialer Spondyloarthritis auftreten. Es ist kein entzündliches Syndrom, vielmehr scheint bei Betroffenen die Schmerzweiterleitung gestört. Neben den Schmerzen, die den gesamten Körper betreffen können, werden auch Schlafstörungen, Erschöpfung und Konzentrationsschwäche beobachtet. Symptome eines generalisierten Schmerzsyndroms finden sich häufiger bei Morbus-Bechterew-Patienten als bei Patienten mit der nicht-röntgenologischen axialen Spondyloarthritis, also der Frühform von Bechterew.

BEWÄLTIGEN: ALLES, WAS DIR HILFT

In diesem Kapitel findest du zahlreiche praxisnahe Tipps im Umgang mit Morbus Bechterew. Es wird beschrieben, welche Personen dir welche Hilfestellung geben können, und auch, was dir selbst dabei helfen kann, mit der Erkrankung zurechtzukommen. Großes Augenmerk werden wir dabei auf die Bereiche Bewegung, Ernährung und mentale Bewältigungsstrategien legen – die drei tragenden Säulen der Behandlung von Morbus Bechterew.

So helfen Ärzte, Physio und Co.

Wurde ein Morbus Bechterew diagnostiziert, ist der wichtigste Ansprechpartner der Arzt, also dein Hausarzt und Fachärzte. Darüber hinaus hilft dir die Physiotherapie, deine Beweglichkeit zu erhalten, und Psychotherapie und Selbsthilfegruppen unterstützen dich dabei, mit der Krankheit im Alltag besser fertigzuwerden.

Eine gute ärztliche Begleitung

Je schneller Morbus Bechterew diagnostiziert werden kann, desto schneller kann auch die entsprechende Behandlung und somit die nachhaltige Linderung der Symptome beginnen.

Da Morbus Bechterew so vielschichtig ist, braucht es eine ärztliche Begleitung, die durch verschiedene Fachkompetenzen unterstützen kann. Baue dir daher ein gutes ärztliches Netzwerk auf.

Hausärzte

In der Regel kennen uns die Hausärzte bereits seit einem längeren Zeitraum und sind über unsere individuelle Anamnese informiert. Das ist ein wichtiger Vorteil, da Morbus Bechterew durch seine Symptomvielfalt manchmal wie ein Chamäleon ist und die unterschiedlichen Symptome nicht so schnell der zugrunde liegenden Erkrankung zuzuordnen sind. Daher ist dein Hausarzt die erste Anlaufstation für dich, um deine Beschwerden zu schildern.

Hast du bereits den Verdacht, dass du an Morbus Bechterew erkrankt sein könntest, bitte um entsprechende Diagnostik und eventuell auch um einen Gentest, der das Gen HLA-B27 bei dir nachweisen könnte.

Dein Hausarzt würde dann eine weitere Diagnostik bei Fachärzten in die Wege leiten. Aufgrund dieser Ergebnisse werden die weiteren Behandlungsschritte geplant.

Rheumatologen

Da Morbus Bechterew in die Gruppe der rheumatischen Erkrankungen eingeordnet wird, sind neben deinem Hausarzt Fachärzte für Rheumatologie wichtige Ansprechpartner für dich. In diesen Praxen wird eine weitergehende Diagnostik betrieben. So wird unter Umständen erst hier der Gentest auf HLA-B27 veranlasst und/oder es wird der TNF-Alpha-Spiegel gemessen, der bei Erkrankten stark erhöht ist.

Zur medikamentösen Bekämpfung von Schmerzen und Entzündungen bei Morbus Bechterew kommen in erster Linie Antirheumatika (NSAR) zur Anwendung. Die Schmerzlinderung hilft, am Tag Schonhaltungen zu vermeiden und in der Nacht durchzuschlafen. Zudem erleichtern die Medikamente die notwendige tägliche Bewegungstherapie.

Klassische Basismedikamente zeigen bei Morbus Bechterew recht unterschiedliche Wirkung, cortisonhaltige Arzneimittel helfen oft nur wenig.

Dein Rheumatologe wird mit dir gegebenenfalls auch eine Behandlung mit Biologika planen, wie sie bei einem sehr aktiven Krankheitsverlauf sinnvoll ist. Manchmal und je nach Befund sind TNF-Blocker gute Behandlungsalternativen, da sie sich positiv auf die Entzündungsaktivität, das Schmerzempfinden und die Beweglichkeit auswirken können.

Orthopäden

Zur Diagnose und Behandlung von bereits eingetretenen Schäden am Haltungsapparat kommen Orthopäden hinzu. Sie leiten unter Umständen dann auch Behandlungen ein, die das Fortschreiten der Erkrankung aufhalten oder verlangsamen können, z. B. Medizinische Trainingstherapie oder Krankengymnastik. Je nach Fortschreiten der Erkrankung kann das auch erforderliche Operationen der Wirbelsäule betreffen.

Wenn dein behandelnder Orthopäde über weitere Zusatzqualifikationen verfügt, kann das eine zielführende Diagnostik sehr erleichtern. Mein Orthopäde am Heimatort hat mich schon sehr früh dazu ermuntert, meine Ernährung umzustellen.

Augenärzte

Bei ungefähr 40 Prozent aller Morbus-Bechterew-Betroffenen entzündet sich im Laufe der Erkrankung die Regenbogenhaut (Iris) des Auges. Anzeichen sind Rötung, Schmerzen und Sehstörungen. Wenn du solche Probleme mit den Augen hast, solltest du so schnell wie möglich einen Augenarzt konsultieren, um bleibende Schäden zu vermeiden.

Tipps für die Arztsuche

Wurde bei dir Morbus Bechterew diagnostiziert, solltest du deine weiteren Ärzte darüber informieren. Achte auch darauf, dass die Ärzte, die dich behandeln, Erfahrung mit deiner Erkrankung haben. Bei Augenproblemen kann es sinnvoll sein, sich an ein Uvetitis-Zentrum zu wenden. Diese gibt es in verschiedenen Städten, teilweise sind sie auch an eine Klinik angegliedert.

Daran erkennst du einen guten Arzt bzw. eine gute Arztpraxis

- Begegnen dir Ärzte und andere Angestellte freundlich zugewandt, unvoreingenommen und mit Respekt? Hält der Arzt z. B. Augenkontakt im Gespräch, wirst du in Entscheidung mit einbezogen?
- Nimmt man sich Zeit für dich und deine Sorgen?
- Wird eine angemessene Diagnostik betrieben? Oder möchte man dir „Zusatzangebote" (IGeL-Leistungen) ohne weitere Erklärung verkaufen?
- Erfolgt die Aufklärung so, dass du es verstehen kann? Ist Zeit für Fragen?
- Ist der Arzt bereit, eigene Grenzen zu erkennen und Zweitmeinungen einzuholen?
- Wie viel Erfahrung hat der Arzt mit Morbus Bechterew?
- Wie ist die Erreichbarkeit (Distanz und auch telefonisch)?
- Fühlst du dich gut betreut?

Wenn du diese Fragen mit Ja beantworten kannst, bist du bei deinem Arzt gut aufgehoben.

Gastroenterologen

Gastroenterologen können besonders zu Beginn der Erkrankung durch entsprechende Diagnostik der Darmflora wertvolle Befunde erheben, die schneller eine zielgerichtete Behandlung ermöglichen. Nicht selten kann durch Zufallsbefunde wie z. B. Zöliakie eine viel geeignetere Therapie eingeleitet werden, als nur symptomatisch zu behandeln. Das ist oft viel nachhaltiger.

Wenn zusätzlich zum Morbus Bechterew chronisch-entzündliche Darmerkrankungen vorliegen, wie z. B. Morbus Crohn und Colitis ulcerosa, sollten diese behandelt werden – im Idealfall in Zusammenarbeit mit dem Rheumatologen.

Ärzte für Sozialmedizin

Je nachdem, welche Auswirkungen Morbus Bechterew bereits hat, kann es notwendig sein, die berufliche Leistungsfähigkeit mit in den Fokus zu nehmen. Hier können Sozialmediziner unterstützen. Diese betrachten die vorliegenden medizinischen Befunde und dein Leistungsbild mit Blick auf Belastbarkeit und Erwerbsfähigkeit. (Siehe dazu auch das Kapitel „Schwerbehindert mit Morbus Bechterew?“)

Es kann sinnvoll sein, die Einschränkungen der Leistungsfähigkeit und Belastbarkeit durch die Feststellung eines Grades der Behinderung (GdB) zu dokumentieren. Je nach Schweregrad kann das z. B. den Arbeitsplatz sichern, mehr Urlaubstage bedeuten und/oder Anpassungen des Arbeitsplatzes seitens des Arbeitgebers nach sich ziehen. Bei einem bestimmten GdB kannst du z. B. auch beim Finanzamt steuerliche Vorteile geltend machen und es kann die Antragstellung für erforderliche ambulante und stationäre Rehabilitationsmaßnahmen erleichtern.

Geringe Auswirkungen können einem GdB in Höhe von 20 bis 40 Prozent entsprechen. Darunter fallen leichtgradige Funktionseinschränkungen und Beschwerden je nach Art und Umfang des Gelenkbefalls sowie geringe Krankheitsaktivität.

Ab einem Grad der Behinderung von 50 ist man nach dem Gesetz schwerbehindert.

Mittelgradige Auswirkungen liegen je nach Befundlage bei einem GdB in Höhe von 50 bis 70 Prozent. Darunter fallen dauernde erhebliche Funktionseinbußen und Beschwerden sowie therapeutisch schwer zu beeinflussende Krankheitsaktivität.

Entsprechende Anträge können bei deinem zuständigen Versorgungsamt gestellt werden.

Zahnärzte

Ein oft unterschätztes Risiko bei einer medikamentös behandelten Form des Morbus Bechterew ist die Zahngesundheit. Einige der üblichen Medikamente haben Einfluss auf die Zähne, daher ist ein regelmäßiger Kontrolltermin bei deinem Zahnarzt wichtig. Dieser sollte über deine Erkrankung informiert sein.

Bei Morbus Bechterew kann auch die Knochenbeschaffenheit abweichen (Knochendichte), was z. B. bei Implantaten oder ähnlichen operativen Verfahren zu berücksichtigen ist.

Physiotherapeuten begleiten die Bewegungsangebote

Je nach Befundlage können Massagen und Wärmebehandlungen (z. B. Moor- und Fangobäder) helfen, die Durchblutung des Gewebes zu fördern und Muskelverspannungen zu lockern. Im Einzelfall kann auch eine Kältebehandlung gute Wirkungen zeigen. Sollten bereits Schäden am Haltungsapparat eingetreten sein, so können auch hier Massagen oder Manuelle Therapie die Schmerzen lindern und die Beweglichkeit und Funktionalität wiederherstellen bzw. erhalten. Hier kommen die Physiotherapeuten mit in dein Behandlungsteam.

Die Physiotherapeuten begleiten dich auch durch verschiedene Bewegungsangebote wie Wirbelsäulengymnastik, Reha-Sport, Yoga, Pilates o. Ä., einzeln oder in Gruppen. Sie zeigen dir, mit welchen Gymnastikübungen du deine Beweglichkeit erhalten kannst. Diese Übungen kannst du zu Hause in Eigenregie machen – und das solltest du auch täglich tun, um Erfolge zu erzielen.

Sollte Stress zu muskulären Verspannungen geführt haben, können Physiotherapeuten die daraus resultierenden Beeinträchtigungen lindern. Hier wäre es jedoch sinnvoll, zusätzlich psychologische Hilfe oder Entspannungsverfahren zu nutzen, um den Verspannungen vorzubeugen.

Es gibt auch die Möglichkeit, die Kräftigung deiner Muskulatur und somit des Haltungsapparates durch Krankengymnastik am Gerät oder Medizinische Trainingstherapie zu erzielen. Dies wird ebenfalls von Physiotherapeuten begleitet.

Ab einem gewissen Grad der Erkrankung sind Behandlungen von ein- bis zweimal wöchentlich kein Einzelfall. Die Krankenkassen können bei entsprechender Diagnose die Manuelle Therapie o. Ä. als eine Verordnung „außerhalb des Regelfalls“ einleiten.

Daran erkennst du eine gute Physio-Praxis

Ähnlich wie bei der Auswahl der richtigen Arztpraxis ist es wichtig, dass du ein gutes Gefühl im Kontakt mit dem Physiotherapeuten hast. Das fängt mit der Hygiene an und geht bis zur Praxisorganisation.

- Macht die Praxis einen sauberen Eindruck und wird das Liegematerial nach jeder Behandlung desinfiziert? Ist das Händewaschen für deinen Physiotherapeuten selbstverständlich?
- Nimmt sich dieser Zeit, um sich deine Beschwerden schildern zu lassen, ist er im Kontakt geduldig, freundlich und zeigt Einfühlungsvermögen?
- Bekommst du die Behandlung, die dir auch verordnet wurde? Die Krankenkassen zahlen in der Regel für eine Einheit – 20 Minuten – Krankengymnastik oder Manuelle Therapie. Kommen dir diese auch zu?
- Wichtig ist auch eine aufmerksame Beobachtung, denn z. B. anhand des Gangbildes kann der Physiotherapeut damit verknüpfte körperliche Beschwerden ausfindig machen und diese zielgerichtet behandeln. ▶▶

- Welche Fortbildungen weist dein Physiotherapeut auf? Sind diese für dein Erkrankungsbild geeignet?
- Wie ist die Organisation der Praxis? Werden deine Patientendaten geschützt? Dokumentiert dein Physiotherapeut nach der Behandlung den jeweiligen Behandlungsstatus bzw. Besonderheiten?

Psychotherapeuten helfen bei der Krankheitsbewältigung

Eine chronische Erkrankung verlangt den Betroffenen viel Kraft ab, insbesondere, wenn sie wie Morbus Bechterew mit Schmerzen verbunden ist. Kommen Begleiterkrankungen hinzu, wird die Last noch größer. Daher sind Psychotherapien im Sinne der Krankheitsbewältigung und Linderung sehr hilfreich und wichtig. Wenn du das Gefühl hast, dass du so langsam an deine Grenzen kommst, wende dich an deinen Hausarzt oder Rheumatologen. Diese werden nach der Diagnostik entsprechende Hilfe in die Wege leiten und dich überweisen.

Es gibt vielfältige Themen, die in einer Therapie bearbeitet werden können. Im Kapitel „Die Rolle von Stress verstehen" ab Seite 81 spreche ich z. B. von persönlichen Überzeugungen, die aus dem Unbewussten heraus unser Erleben und Verhalten steuern. Es ist schwierig, diese allein mit bewussten Entscheidungen zu verändern. Ein Psychotherapeut kann dabei helfen, unbewusste Überzeugungen aufzudecken und neu zu bewerten.

Auch wenn wir einen möglichen Zusammenhang zwischen Autoimmunerkrankungen und Traumafolgestörungen in den Blick nehmen, ist eine Therapie sehr sinnvoll. Hier besteht die Gelegenheit, individuellen Traumata auf den Grund zu gehen, damit verbundene Folgen aufzuzeigen und zu bearbeiten.

Selbsthilfegruppen – du bist nicht allein

Der positive Effekt der Selbsthilfegruppen liegt vor allem in der gegenseitigen Unterstützung in einer Solidargemeinschaft. Im Rahmen dieser kann auch Krankheitsaufklärung erfolgen oder es werden die Bewegungsangebote in Gruppen organisiert. Der Austausch der individuellen Bewältigungsstrategien kann ebenfalls einen hilfreichen Beitrag zur Krankheitsbewältigung darstellen.

Übergeordnete Vereinigungen bieten im Internet zahlreiche Informationen, dort findest du Hinweise auf regionale Gruppen und Ansprechpartner.

- DVMB Deutsche Vereinigung Morbus Bechterew e.V. (www.bechterew.de)
- Deutsche Rheuma-Liga (www.rheuma-liga.de)

Tipps für die Suche nach einer Selbsthilfegruppe

Für eine günstige Dynamik sollte die Gruppe recht homogen sein. Du sollst nicht der nächstbesten Gruppe beitreten, sondern schau ganz in Ruhe nach einer Gruppe, die für dich passt. Es gibt auch Selbsthilfegruppen für junge Betroffene, das ist regional unterschiedlich. Vielleicht findest du auch eine Gruppe, die sich überregional auf digitalem Wege trifft.

> Du dachtest bisher, Selbsthilfegruppen seien nicht dein Fall? Probiere es einfach aus. Es ist einen Versuch wert!

Was sonst noch hilft

Ein positiver Umgang mit Morbus Bechterew kann besonders gut gelingen, wenn du ein gut funktionierendes soziales Netzwerk hast. Dabei ist Transparenz aus meiner Sicht sehr wichtig. Gehe offen mit der Erkrankung um und informiere die Personen, die dir nahestehen. Nur wer Bescheid weiß, kann dich entsprechend unterstützen. Und es ist wichtig, sich so viel Unterstützung wie möglich zu holen.

Familie und Freunde

Selbst wenn du noch so gut informiert und noch so motiviert bist, kann die Erkrankung an vielen Stellen schwer zu ertragen sein. Als ich zu Beginn meiner Reise mit Morbus Bechterew wieder einmal von dem ganzen Aufwand der Anti-Stärke-Ernährung genervt und kurz davor war, wieder zu Schmerzmitteln zu greifen, war es meine Tochter, die mich zum Durchhalten animierte. Sie erinnerte mich daran, wie ich euphorisch und hoffnungsvoll von der Wirkweise der London-AS-Diät (siehe Seite 70) gesprochen hatte. Wenn es dir also möglich ist, dein Umfeld in deine Pläne und Maßnahmen mit einzubeziehen, dann nutze dies unbedingt.

Die Zugehörigkeit zu einer Gruppe ist eines der menschlichen Grundbedürfnisse. Wenn wir krank sind und Unterstützung brauchen, wird dieses Bedürfnis noch verstärkt.

Dabei spielt die Familie eine große Rolle, aber auch Freunde, Selbsthilfegruppen, Sportgruppen etc. sind ein wichtiger Teil deines sozialen Netzwerks. Positive und förderliche Sozialkontakte haben grundsätzlich eine gesundheitsfördernde Wirkung.

In der Wissenschaft haben inzwischen die sozialen Netzwerke als eine wichtige Komponente der Krankheitsbewältigung Beachtung gefunden. Soziale Netzwerke werden hier als wichtige Quelle der Unterstützung beschrieben und machen etwa zwei Drittel aller Handlungen zur Krankheitsbewältigung aus. Die Hilfen der Fachärzte etc. erfolgen ja eher punktuell.

Ein gutes soziales Netzwerk kann die durch die Krankheit erfahrenen Belastungen und Stress abfangen. Da in sozialen Netzwerken Normen, Werte und Einstellungen geteilt werden, kann das Gefühl der Zugehörigkeit entstehen, das sich wiederum positiv auf die Gesundheit auswirkt.

Soziale Kontakte pflegen

Auch wenn es dir manchmal schwerfällt: Pflege deine sozialen Kontakte gut und unternimm regelmäßig etwas mit deinen Freunden. Du könntest dich z. B. für einen Sportkurs anmelden, der für dich geeignet ist (siehe Kapitel „Bewegung" ab Seite 58). Dort lernst du neue Leute kennen und bekommst neue Anregungen.

Coaching

Wer sich nicht auf eine Psychotherapie einlassen möchte, kann auch ein Coaching dazu nutzen, besser mit der Krankheit umzugehen. Im Coaching werden Methoden aus unterschiedlichen psychotherapeutischen Ansätzen genutzt, wie Verfahren aus der Verhaltenstherapie oder Visualisierungsübungen.

Ein gut geschulter Coach kann dir z. B. dabei helfen, Gedankenmuster und Überzeugungen und daraus resultierende schädliche Verhaltensweisen zu erkennen und zu verändern. Für schwerwiegende psychische Probleme ist ein Coaching jedoch nicht geeignet. Ein Coach kann auch bei der Bewertung der beruflichen Situation gute Unterstützung leisten.

Hilfen aus dem Internet

Es gibt verschiedene Internetseiten, die recht gut über einen positiven Umgang mit Morbus Bechterew berichten. Einige davon bieten fundiertes Fachwissen, doch dahinter stehen mitunter große Pharmaunternehmen, die diese Informationen nicht ganz uneigennützig zur Verfügung stellen – und sei es nur, um über ihren medikamentösen Behandlungsansatz zu informieren.

Schaue dich gut um und hinterfrage kritisch (im Sinne von neugierig interessiert und sehr aufmerksam) die Intention der entsprechenden Informationen. Manchmal stellt sich an irgendeiner Stelle dann doch ein kommerzieller Nutzen heraus.

Internetseiten von Vereinen wie der Rheuma-Liga (www.rheuma-liga.de) oder der Deutschen Vereinigung Morbus Bechterew (www.bechterew.de) sind unabhängig und bieten ebenfalls viele Informationen. Auf diesen Seiten bzw. den Seiten der Landesverbände bekommst du Rat und hast auch die Möglichkeit, Selbsthilfegruppen in deiner Gegend zu finden.

Darüber hinaus gibt es eine große Auswahl an Apps. Schau dir die Angebote an und entscheide, was dich anspricht und was für dich nützlich ist.

> Es gibt viele Apps, die das Leben mit Morbus Bechterew erleichtern können.

- Rheuma-Auszeit (Deutsche Rheuma-Liga Bundesverband e.V.) Rheuma+immunowissen (onkowissen.de GmbH)
- RheumaBuddy (Daman P/S)
- Rheuma App (Andreas Jung)
- Ilio – deine Bechterew App (Temedica GmbH) im Aufbau
- Mein Schmerztagebuch (Samantha Roobol)
- Schmerztagebuch Pain Tracer (Gruenenthal GmbH)

Austausch mit Betroffenen
Im Internet gibt es einige Blogs von Morbus-Bechterew-Betroffenen – hier findest du auch meinen Blog „Aufrecht mit Bechterew" (aufrecht-mit-bechterew.blog). Auf diesen Seiten erfährst du, wie andere mit der Krankheit umgehen, und du hast die Möglichkeit, Behandlungstipps auszutauschen. Auch auf Social-Media-Plattformen wie Facebook oder Instagram kannst du dich mit Betroffenen austauschen, neue Kontakte knüpfen und dein soziales Netzwerk vergrößern.

Bewegung – werde aktiv!

Sport tut Körper und Seele gut – das gilt für jeden und insbesondere für Morbus-Bechterew-Patienten. Für sie ist Sport und Bewegung besonders wichtig und die Voraussetzung, beweglich zu bleiben.

Schon eine Investition von täglich 15 Minuten Training zu Hause kann sich sehr positiv auf die Symptomfreiheit der Erkrankung auswirken.

Darum ist Sport so wichtig

Der aktuelle Stand der Wissenschaft zeigt, dass sich Bewegung positiv auf Bechterew-Patienten auswirkt: Schon allein die Steigerung der gewöhnlichen Alltagsaktivität, wie z. B. spazieren gehen, bewirkt eine Verbesserung des Wohlbefindens auf körperlicher und mentaler Ebene. Beides sind wichtige Aspekte bei der Krankheitsbewältigung. Daher ist die körperliche Aktivität neben der medikamentösen Behandlung eine tragende Säule im schulmedizinischen Behandlungskonzept.

Studien belegen, dass bereits ein geeignetes Übungsprogramm für zu Hause (dein Physiotherapeut stellt das für dich zusammen) eine Verbesserung der Funktionsfähigkeit und depressiver Symptome erzielen kann. Auch die Krankheitsaktivität kann reduziert werden.[17]

Körperliche Aktivität bedeutet allerdings mehr, als nur die Treppe statt den Fahrstuhl zu nehmen. Es geht um gezielte Sportprogramme, die in der Lage sind, nicht nur die körperliche Beweglichkeit zu erhalten und die Steifheit zu reduzieren, sondern auch Schmerzen zu lindern. Darüber hinaus wird deine (innere und äußere) Haltung verbessert, ebenso die Koordination des Körpers. Sport dient der Sturzprophylaxe und dem Erhalt der funktionalen Gesundheit.

Wusstest du, dass deine Bauchmuskeln ebenfalls daran beteiligt sind, deinem Rücken Halt zu geben? Trainiere sie für eine starke Mitte.

Es ist wichtig, deinen Haltungsapparat zu pflegen, ihn instand zu halten bzw. auf die Wiedererlangung der Funktionalität und Beweglichkeit hinzuarbeiten. Nur so kannst du möglichst lange oder sogar nachhaltig der Verkrümmung der Wirbelsäule entgegenwirken. Dieser Teil der Krankheitsbewältigung liegt in deiner Hand. Ist es nicht großartig, aktiv an deiner Gesunderhaltung mitzuarbeiten?

Einen Antrieb finden

Wie oben erwähnt, wird ein tägliches Übungsprogramm von 15 Minuten empfohlen. Das kann eine sehr große Herausforderung sein, wie ich aus eigener Erfahrung weiß. Sport gehörte bis vor einigen Jahren so gar nicht zu meinem Alltag. Es hat mich einiges an Überwindung gekostet und auch etwas Wissen aus der positiven Psychologie gebraucht, um den positiven Nutzen für mich zu erkennen. Dabei haben mir verschiedene Übungen, wie „der positive Sinn“ sehr geholfen.

Wenn mir ein Mediziner – fast schon mit erhobenem Zeigefinger – sagte, dass ich *täglich* die Übungen machen soll, war ich manchmal sehr verzweifelt. Wurde denn hier gar nicht berücksichtigt, dass mich die Erkrankung allein schon sehr erschöpfte? Wie sollte ich also mit Elan und Freude an das Sportprogramm gehen? Es kostet in diesem Fall doppelte Überwindung und einen sehr viel höheren Kraftaufwand.

Geholfen hat mir in diesen Momenten ein guter Grund. Für eine nachhaltige Verhaltensveränderung braucht es immer auch einen richtig guten Grund als Antrieb. Für mich war das Video von Sebastian Depke, das mir mein Arzt in der Reha ans Herz gelegt hatte, dieser gute Grund. Auf seiner Website (sebastian-depke.de) berichtet Sebastian, wie er mit 13 Jahren an Bechterew erkrankte und trotz fortgeschrittener Versteifung seiner Wirbelsäule unter anderem taucht, segelt und klettert. Dass dies möglich ist, verdankt er seinem regelmäßigen Training. So sagt er: „Bei Morbus Bechterew sind drei Dinge ganz besonders wichtig: Bewegung, Bewegung und Bewegung.“ Das Video, das mich so stark beeindruckt hat, kannst du mit dem QR-Code links scannen.

Geeignete Sportarten

Machst du bereits Sport? Tut er dir gut? Dann bleib ruhig dabei. Vielleicht trainierst du einfach ein bisschen regelmäßiger bzw. intensiver. Oder bist du Anfänger oder hast Lust auf etwas Neues? Dann probiere einfach ein wenig herum und finde die Bewegungsform, die zu dir passt.

Halte dir jedoch in jedem Fall vor Augen, dass du mit Sport der Erkrankung beikommen kannst. Es ist etwas, was du aktiv tun kannst, um mit dem Bechterew langfristig besser zurechtzukommen. Was ist die Alternative? Wäge gut für dich ab.

Dein individuelles Übungsprogramm für zu Hause

Egal, was du zusätzlich machst: Basis ist das individuell auf dich abgestimmte Programm mit kräftigenden und die Beweglichkeit fördernden Übungen, die dein Physiotherapeut für dich zusammengestellt hat. Dieses Programm solltest du unbedingt täglich durchführen. Damit kann ganz gezielt auf die individuellen Anforderungen deines Krankheitsprofils eingegangen werden.

Das Programm wirkt der Versteifung der Wirbelsäule entgegen und erhält deine Beweglichkeit – die übrigens auch für eine gute uneingeschränkte Brustkorbatmung wichtig ist. Schmerzen können so ebenfalls reduziert werden.

Ergänzungen zum Übungsprogramm

Falls es dir schwerfällt, dich allein zu motivieren, schließe dich Sportgruppen an – der Austausch mit anderen Betroffenen kann zusätzlich etwas mehr Leichtigkeit in dein Leben bringen.

Diese Sportarten könnten deine Gymnastik ergänzen:

- Yoga, Pilates, Tai-Chi, Qigong
- Nordic Walking, Wandern
- Langlauf
- Radfahren
- Tanzen
- Schwimmen, Wassergymnastik

> Wenn du regelmäßig Sport treibst, wirkt dies Bewegungseinschränkungen entgegen.

Eine Yoga-Übung für weniger Schmerzen im unteren Rücken: Der Drehsitz

- Setze dich mit gestreckten Beinen auf den Boden.
- Nun stellst du dein rechtes Bein auf, sodass dein rechter Fuß rechts neben deinem linken Knie aufsetzt.
- Überkreuze deine Beine, indem du den rechten Fuß nun über dein linkes Knie führst und auf der linken Seite neben deinem linken Knie abstellst.
- Nun drehst du langsam deinen Rücken nach links hinten.

- Führe deine linke Hand hinter deinen Rücken und lege die Handfläche hinter deinem Rücken möglichst nah am Körper ab.
- Strecke deinen rechten Arm waagerecht vom Körper und verschränke ihn vor deinem aufgestellten rechten Knie.
- Streck die Wirbelsäule, schau über die linke Schulter und atme tief in den Bauch ein und aus. Der Bauch ist entspannt.
- Verharre für einige Atemzüge in dieser Position, bevor du den Körper langsam in die Ausgangsposition zurückführst.
- Nun wiederhole das Ganze zur anderen Seite.

Wenn es dir wie mir zur Zeit meiner Diagnose geht und Sport bisher so gar nicht zu deinem Alltag gehörte, ist es anfangs enorm wichtig, etwas zu finden, das dir ansatzweise Spaß bereitet. Bei mir war es unter anderem der Tanzsport. Tanzen stärkt nicht nur deine Belastbarkeit und baut deine Muskeln auf, die den Haltungsapparat stützen – es trägt auch sehr zu deiner Lebensfreude bei. Das sind doch schon zwei sehr gute Gründe.

Auch sanftere Therapie- und Bewegungsformen wie Yoga, Tai-Chi oder Qigong sind gut geeignet. Yoga trägt nicht nur zur Förderung der Beweglichkeit und Ausdauer, sondern auch zu einer Tiefenentspannung bei. Das wird durch das Wechselspiel zwischen Anspannung und Entspannung erzielt und hat somit einen doppelten Nutzen für uns Bechtis.

Wenn du Yoga, Tai-Chi oder Qigong einmal ausprobieren möchtest, melde dich am besten zu einem entsprechenden Kurs an. Es gibt unter anderem von Volkshochschulen und Sportvereinen gute Angebote. Zum einen solltest du diese Bewegungsformen unter professioneller Anleitung lernen, zum anderen sind die Sozialkontakte in der Gruppe ein zusätzlicher positiver Verstärker. Viele Krankenkassen bezuschussen diese Kurse übrigens im Rahmen von Gesundheitsförderungs- und Präventionsprogrammen. Frage einfach einmal bei deiner Krankenkasse nach.

Meine Morgenübung

Um den unteren Rücken zu mobilisieren, mache ich direkt nach dem Aufwachen drei Dehnübungen, noch bevor ich aufstehe. Das dauert keine fünf Minuten, und die sind für den besseren Start in den Tag gut investiert.

- Beginne auf dem Rücken liegend, beide Hände neben dem Körper, die Beine lang ausgestreckt. Nun versuche aus der Hüfte heraus abwechselnd das linke und das rechte Bein nach unten wegzubewegen. Dabei sind die Zehen angezogen und du streckst deine Ferse von dir weg. Der Oberkörper bewegt sich möglichst nicht. Wiederhole diese Übung zehnmal auf jeder Seite.
- Anschließend ziehe deine Knie fest an deine Brust heran und umarme beide so fest du kannst – spüre die Dehnung im unteren Rücken und halte sie eine Weile.
- Spreize anschließend die Knie vom Körper nach außen und führe beide Fußsohlen zueinander. Führe deine Arme durch die Beine hindurch und fasse deine Füße, um diese Hüftöffnerübung einen Moment zu halten.

Diese drei Übungen wurden mir von meinem Physiotherapeuten empfohlen, da ich bereits an ersten Verknöcherungen im Iliosakralgelenk leide. Sie lindern die morgendlichen Beschwerden und mobilisieren gut.

Hinweis

Die hier genannten Übungsideen ersetzen nicht dein individuelles Sportprogramm, sondern stellen Übungsvariationen und Ergänzungen dar. Befrage jeweils deinen Arzt oder Physiotherapeuten, ob sie sich für dich persönlich eignen.

Die Heilkraft der Ernährung

Bei meinen Recherchen, was ich denn zur Linderung der Symptome meiner Erkrankung beitragen kann, bin ich natürlich auch auf Ernährungsempfehlungen gestoßen. Das Angebot an entsprechenden Ratgebern ist sehr umfangreich, gefühlt hat jeder einen brandheißen Tipp zur „Heilung" parat. Ich brauchte aber etwas wirklich Belegbares, bestenfalls durch wissenschaftliche Befunde untermauert.

Bechtis weisen häufig einen Vitamin-D-Mangel auf, den die Wissenschaft mit einer hohen Krankheitsaktivität und Adipositas in Verbindung bringt.

Diese fundierten und nicht kommerziellen Quellen hatten alle eine gemeinsame Botschaft: Eine vollwertige Ernährung ist wichtig, um dem Körper alle Nährstoffe, Spurenelemente und Vitamine zur Verfügung zu stellen, die ohnehin jeder menschliche Organismus benötigt, um fehlerfrei funktionieren zu können. Auch Spurenelemente sind wichtig. Besonders müssen wir Bechtis auf Selen, Zink und Vitamin D achten, denn wir haben einen anderen Nährstoffbedarf als nicht Betroffene.

Wie du deine Ernährung vollwertig gestalten kannst, beschreibt z. B auch die Deutsche Gesellschaft für Ernährung (DGE) oder auch die Rheuma Liga. Beide Adressen findest du auf Seite 153.

Ein weiterer wichtiger Aspekt ist, ob deine Darmflora mit einem Überschuss an den natürlich vorkommenden Klebsiella-Bakterien besiedelt ist und/oder ob andere Intoleranzen die Darmfunktion beeinträchtigen – das kann der Gastroenterologe untersuchen. Funktioniert der Darm so, wie er soll, kann die entzündungshemmende Ernährung bereits sehr hilfreich und symptomlindernd sein. Sofern jedoch ein Überschuss an Klebsiella im Darm nachgewiesen werden kann, sollte konsequent auf stärkehaltige Nahrungsmittel verzichtet werden. Wie genau das auf gesunde Art und Weise geschehen kann, findest du in der London-AS-Diät beschrieben.

Die entzündungshemmende Ernährung

Morbus Bechterew geht mit Entzündungen im Körper einher, daher scheint es logisch, mit einer entzündungshemmenden Ernährung dagegen anzugehen. Es gibt verschiedene Studien, die nachweisen, dass eine antientzündliche Ernährung die Symptome lindern kann.

Neben der antientzündlichen Ernährung ist Sport ein mindestens genauso wichtiger Faktor, um das Leben mit Bechterew zu erleichtern. Das positive Denken unterstützt diesen gesundheitsförderlichen Prozess.

Wissenschaftler rund um Professor Olaf Adam von Walther-Straub-Institut der Ludwig-Maximilian-Universität beschäftigten sich bereits 2004 empirisch mit dem Einfluss von Ernährung auf Entzündungen. Sie beschreiben den Zusammenhang zwischen rheumatischen Erkrankungen wie Morbus Bechterew und Darmerkrankungen und weisen auf die enge Beziehung zwischen Darm, Immunsystem und Gelenken hin. Da die Vorgänge im Darm eng mit unserem Immunsystem verknüpft sind, können wir Einfluss auf Autoimmunprozesse nehmen, indem wir die Reizung unseres Darms und somit des Immunsystems durch die Ernährung reduzieren. Es hilft daher, entzündungsfördernde Nahrungsmittel zu vermeiden und unseren Körper mit antientzündlichen Nahrungsmitteln zu unterstützen.

Entzündungshemmende Nährstoffe sind Omega-3-Fettsäuren, Gamma-Linolensäure, Antioxidantien und bestimmte Spurenelemente. So konnten Ernährungsrichtlinien erarbeitet werden, mit denen immunologische Erkrankungen gemeinsam mit der medikamentösen Therapie behandelt werden können.[18]

In unseren Supermärkten gibt es sehr viele Lebensmittel, die dazu beitragen, dass sich Entzündungen in unserem Körper ausbreiten oder sich verschlimmern. Aber es gibt auch viele Lebensmittel, die durch ihre Inhaltstoffe, wie z. B. Omega-3-Fettsäuren oder verschiedene Vitamine, einer Verbreitung der Entzündung entgegenwirken. Ein erster und recht einfacher Schritt kann es daher sein, weniger entzündungsfördernde Nahrungsmittel zu konsumieren und mehr Nahrungsmittel zu sich zu nehmen, die Entzündungen entgegenwirken.

In einem Beitrag der Fernsehreihe „Die Ernährungs-Docs" beschreibt die Internistin und Rheumatologin Dr. Anne Fleck am Beispiel von Rüdiger Schmidt von der Deutsche Vereinigung Morbus Bechterew e.V., der selbst an Morbus Bechterew erkrankt ist, wie wir Bechtis mit entzündungshemmender Ernährung entscheidenden Einfluss auf die Krankheitsaktivität nehmen können. Sie nennt ebenfalls Fleisch als eines der Lebensmittel, die wir reduzieren sollten. Das können wir durch Fisch und viel grünes Gemüse ersetzen. Antioxidantien und Omega-3-Fettsäuren helfen, Entzündungen im Körper zu reduzieren bzw. zu verhindern.

Magerquark enthält viele schwefelhaltige Aminosäuren, die dabei helfen, Omega-3-Fette z. B. aus den Ölen im Körper aufzunehmen.

Ein Nebeneffekt der medikamentösen Behandlung von Morbus Bechterew kann die herabgesetzte Abwehrfunktion unseres Immunsystems sein. Um dieses bei seinem gewünschten Funktionen zu unterstützten, hat Anne Fleck einen ganz praktischen Tipp, den ich täglich in meiner Ernährung umsetze: Magerquark mit gesunden Ölen (ich nehme etwas Leinöl und Kürbiskernöl) und dunklen Beeren, wie z. B. Heidelbeeren, mischen. Ich ergänze das mit Leinsamen, Chiasamen, etwas Honig und Zimt, denen ebenfalls antientzündliche Wirkung zugeschrieben werden. Außerdem unterstützt das im Quark enthaltene Eiweiß die Abwehrprozesse in unserem Körper.

Bei der antientzündlichen Ernährung stehen Zucker, Fleisch, Alkohol und einfache Kohlenhydrate besonders im Fokus.

Zucker reduzieren

Der normale Haushaltszucker macht nicht nur dick und verursacht Karies, sondern fördert auch Entzündungen in deinem Körper. Es gibt also gute Gründe für einen moderaten Zuckerkonsum. Insbesondere Süßgetränke und Süßigkeiten solltest du meiden. Die Weltgesundheitsorganisation (WHO) empfiehlt 50 Gramm Zucker pro Tag. Das entspricht etwa 90 Gramm Vollmilchschokolade oder einem halben Liter Cola. Eine gute Möglichkeit, Zucker zu sparen, ist, auf fertig gesüßte Produkte zu verzichten. Mische z. B. dein Müsli lieber selbst oder verrühre für einen leckeren Nachtisch frische Beeren und Früchte mit etwas Quark.

Zum Zuckerkonsum gibt es für uns Bechtis einiges zu bedenken. Industriezucker ist ganz besonders daran beteiligt, unseren Insulinhaushalt aus dem Gleichgewicht zu bringen. Das Hormon Insulin ist an unserem Energiehaushalt beteiligt.

Wie im Zusammenhang mit den Stresshormonen beschrieben, hängen unser Hormonhaushalt und das Immunsystem eng miteinander zusammen. Das bedeutet, dass starke Schwankungen unseres Hormonhaushalts auch unser Immunsystem beeinflussen. Bei Menschen mit einer Autoimmunerkrankung kann das – stark vereinfacht ausgedrückt – zu erhöhter Entzündungsaktivität führen. Ähnlich wie mit den Stresshormonen ist es also auch bei dem Hormon Insulin so, dass ein außergewöhnlich starker Anstieg in unserem Körper die Entzündungsprozesse begünstigen kann. Weiterhin konnten Untersuchungen belegen, dass ein hoher Konsum von industriell hergestelltem Zucker in einem starken Zusammenhang mit Übergewicht und Diabetes Typ 2 steht.[19] Auch das wirkt sich ungünstig auf uns Bechtis aus.

In Zeiten hoher Entzündungsaktivität habe ich daher zusätzlich zu dem ohnehin aus meinem Speiseplan verbannten Inhaltsstoff Stärke auch den Industriezucker weggelassen und durch natürliche Süße wie Datteln ersetzt. Das funktioniert sehr gut. Sogar für meine geliebte Nuss-Nougat-Creme habe ich einen sehr leckeren Ersatz gefunden:

Schokoladengenuss ohne Reue

Zutaten für 1 Schraubglas

80 g Datteln (entsteint)
etwa 50 ml Wasser
120 g Nussmus (ich nehme Haselnussmus aus gerösteten Nüssen)
20 g Backkakao
1 Prise Salz
1 Prise Vanilleschote (gerieben)

Zubereitung

Datteln am besten über Nacht im Wasser einweichen und dann mit dem Wasser in einem Mixer sehr fein pürieren. Die übrigen Zutaten zufügen und gut miteinander vermengen. Je nach gewünschter Konsistenz und Süße Wasser oder Agavendicksaft hinzufügen. Anschließend in ein Schraubglas abfüllen und genießen.

Arachidonsäurehaltige Lebensmittel meiden

Arachidonsäure ist eine Omega-6-Fettsäure, die vor allem in tierischen Lebensmitteln vorkommt. Wird sie verstoffwechselt, entstehen entzündungsfördernde Abbauprodukte. Daher sollte sie bei Erkrankungen, die mit Entzündungsprozessen einhergehen, möglichst gemieden werden.

> Linolsäure, ebenfalls eine Omega-6-Fettsäure, wirkt entzündungshemmend. Sie ist z. B. in Walnüssen oder Sonnenblumenkernen zu finden.

Auch bei Morbus Bechterew solltest du Fleisch und Fleischprodukte (insbesondere Schweinefleisch, fettreiches Fleisch, Leber, Wurst) nur in Maßen zu dir nehmen. Eier und Butter gehören ebenfalls zu den arachidonsäurehaltigen Lebensmitteln. Du solltest aber nicht komplett auf diese verzichten, da sie auch wichtig für deine Immunabwehr sind.

Diese tierischen Lebensmittel enthalten weniger Arachidonsäure:

- Geflügel
- Rind
- fetthaltige Käsesorten (wie Camembert oder Tilsiter)
- Schlagsahne

Alkohol in Maßen genießen

Es dürfte dir nicht neu sein, dass regelmäßiger und übermäßiger Konsum von Alkohol nicht gesund ist. Unter anderem wirkt er entzündungsfördernd – und sollte für uns Bechtis daher tabu sein. Greife stattdessen zu Wasser, hiervon solltest du mindestens zwei Liter am Tag trinken. Wenn dir Wasser zu langweilig wird, kannst du auch ein paar Früchte, wie Zitronen, Himbeeren oder auch Minze, untermischen. So verleihst du dem Wasser Geschmack und es ist trotzdem noch gesund. Und du führst deinem Körper zusätzlich entzündungshemmende Antioxidantien zu. Auch Kräutertees bringen geschmackliche Abwechslung.

Einfache Kohlenhydrate reduzieren

Komplexe Kohlenhydrate, wie sie z. B. in Reis, Kartoffeln oder Bohnen enthalten sind, sorgen dafür, dass der Blutzuckerspiegel langsam ansteigt. Wir bleiben über einen längeren Zeitraum satt. Einfache Kohlenhydrate wie sie z. B. in Industriezucker, Weißmehl und Weißmehlprodukten sowie in Fast Food enthalten sind, lassen hingegen den Blutzuckerspiegel rasant ansteigen und genauso schnell wieder abfallen. Wir bekommen nur für kurze Zeit einen Energieschub, haben schneller wieder Hunger und essen letztlich mehr. Zudem gelten einfache Kohlenhydrate als entzündungsfördernd. Es gibt also gute Gründe, lieber zu komplexen Kohlenhydraten greifen.

Künstliche Transfette austauschen

Transfette kommen vor allem in industriell verarbeiteten Lebensmitteln vor. Sie entstehen z. B., wenn man das ursprüngliche gesunde Pflanzenöl zu lange oder zu stark erhitzt. Dabei wird die Struktur der Fettsäuren chemisch verändert, und sie wirken sich negativ auf den Fettstoffwechsel und die Herzgesundheit aus. Das kann zu Übergewicht, Bluthochdruck etc. führen, aber es ist vor allem eins: entzündungsfördernd.

Künstliche Transfette sind in Fast Food, Backwaren wie Croissants oder in Chips enthalten. Verzichte auf Fast Food und achte beim Einkaufen auf die Zutatenliste: Schlechte Fette verstecken sich hinter Begriffen wie „gehärtet“ und „teilweise gehärtet“. Verwende zum Braten beispielsweise Butterschmalz, Erdnussöl oder hitzebeständiges Kokosfett und vermeide es grundsätzlich, deine Nahrungsmittel zu stark zu erhitzen.

Entzündungshemmende Nahrungsmittel

Wenn in unserem Körper Entzündungen wüten, benötigt dieser verstärkt Antioxidantien wie Vitamin E, Vitamin C, Beta-Carotin oder Selen, um diesen oxidativen Prozessen entgegenzuwirken. Günstig wäre es, wenn wir Bechtis die empfohlenen Zufuhrwerte für die antioxidativ wirksamen Vitamine, Mineralstoffe und Spurenelemente durch den Verzehr pflanzlicher Lebensmittel erreichen können.

Wie eine solche Ernährung aussehen kann, beschreibt z. B. die Deutsche Gesellschaft für Ernährung (DGE) auf ihrer Homepage unter dem Stichwort „Rheumadiät“.

Da bei Patienten mit Rheuma Vitamin E und Selen in klinischen Studien oft erniedrigt gefunden wurden, ist darauf besonderes Augenmerk zu lenken.[20]

Es gibt viele Nahrungsmittel, die eine entzündungshemmende Wirkung haben, dabei handelt es sich in erster Linie um pflanzliche Produkte, die zahlreiche Vitamine, Mineralstoffe und sekundäre Pflanzenstoffe enthalten. Sie sind auch bei Morbus Bechterew zu empfehlen. Dazu gehören:

- Obst, Beeren, Früchte und Kirschen
- Gemüse, insbesondere Paprika, Brokkoli, Lauch- und Zwiebelgemüse
- Gewürze, insbesondere Ingwer, Curry und Kümmel

Die London-AS-Diät

Der australische Immunologe Dr. Alan Ebringer vom Kings College in London konnte einen Zusammenhang aufzeigen zwischen dem Vorhandensein der Klebsiella-Bakterien im Darm und der Autoimmunreaktion. Er empfiehlt eine stärkefreie Ernährung, weil das Bakterium Klebsiella pneumoniae, das auf Stärke angewiesen ist, zur Entstehung und Aufrechterhaltung eines Morbus Bechterew beitragen kann. Ganz allgemein ausgedrückt handelt es sich dabei um eine gesundheitsfördernde Ernährungsweise für HLA-B27-positive Menschen.

Grundlegend ist für die AS-Diät, dass wir stärkehaltige Lebensmittel durch andere, gesundheitsförderliche Lebensmittel ersetzen. Auf den Zusammenhang zwischen dem Klebsiella-Bakterium und den Entzündungen bei Bechtis habe ich bereits hingewiesen. Das Klebsiella-Bakterium ernährt sich von Stärke. Ist diese nicht ausreichend vorhanden, nutzt Klebsiella manchmal auch Laktose, wie sie in einigen Milchprodukten zu finden ist, als sekundäre Nahrungsquelle. Das bedeutet, wenn das Klebsiella-Bakterium keine Stärke mehr als „Nahrung" bekommt, bedient es sich mitunter an Laktose, um sich zu vermehren. Solltest du also bereits sämtliche stärkehaltige Nahrungsmittel aus deinem täglichen Speiseplan ersetzt haben und die Schmerzen halten noch an, lohnt es sich, auch laktosehaltige Lebensmittel zu ersetzen.

Wie genau diese Ernährung im Alltag funktionieren kann, wird sehr gut von der Rheuma-Prophylaxe Selbsthilfe Tirol in der Publikation „Gesundheitsfördernde Ernährungsweise für HLA-B27 Positive"[21] beschrieben. Hier findest du wertvolle Informationen für eine Ernährungsumstellung.

Der Verzicht auf Stärke hat sich für mich mehr als gelohnt, obwohl ich noch immer einen großen Aufwand dafür betreibe. Ich koche jeden Tag frisch und backe mein Brot und andere Leckereien selbst. Selbstverständlich müssen wir Morbus-Bechterew-Patienten auch regelmäßig Sport machen. Aber auch dieser Aufwand führte bei mir zu einer Verbesserung des Allgemeinbefindens. All das zeigen meine Blutwerte (Blutzucker, Cholesterin etc.), die sich deutlich verbessert haben.

> Wenn du noch mehr über die AS-Diät erfahren möchtest, findest du ausführlichere Informationen auf der Seite http://bechterew-alternative.de.

Dennoch war ich in den ersten Wochen mit der London-AS-Diät oft kurz davor, alles wieder hinzuschmeißen. Es stellten sich auch unangenehme Nebeneffekte ein, wie man sie z. B. beim Entzug von Industriezucker kennt (Reizbarkeit, veränderter Schlaf etc.). Außerdem ist Geduld nicht so ganz meine Stärke – im privaten Rahmen. Wenn es dir also möglich ist, Unterstützer in deinen Plan mit einzubeziehen, dann nutze dies unbedingt. Denn das Durchhalten lohnt sich!

Meine Lieblingsrezepte aus der London-AS-Diät

Es gibt viele Möglichkeiten, gemäß der London-AS-Diät stärkefrei zu essen. Allem voran sind Brot, Nudeln, Pizza, Knödel, Kuchen, Kekse, Müsli, Couscous (aus Hartweizen) etc. zu vermeiden. Außerdem Mais, Kartoffeln, Reis und alle daraus hergestellten Produkte sowie Hülsenfrüchte und Bananen. Zitrusfrüchte sind laut der AS-Diät verboten (wenn sie noch unreif geerntet und transportiert werden, ist der natürliche Stärkeanteil in der Frucht zu hoch). Heimische Beeren und Früchte sind hingegen erlaubt, ebenso wie arachidonsäurearmes Fleisch, Fisch, naturbelassene Milchprodukte und Gemüse. Daraus lassen sich viele leckere Gerichte zubereiten. Natürlich gelten auch die Grundregeln der entzündungshemmenden Ernährung.

Das „täglich Brot“

Zutaten für 1 Brot

- 50 g Leinsamen
- 500 g Quark (ggf. laktosefrei)
- 1 TL Apfelessig (oder Zitronensaft)
- 200 g Mandeln
- 50 g Kürbiskerne
- 1 TL Natron
- ½ TL Salz
- 50 g Flohsamenschalen
- Brotgewürz nach Belieben

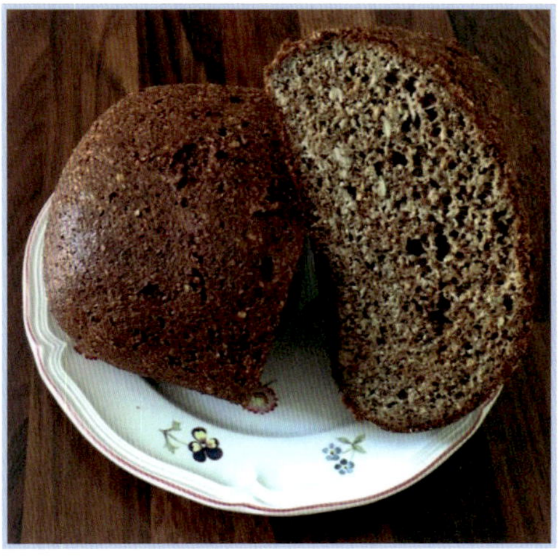

Zubereitung

1 Leinsamen (manchmal mische ich auch 25 g Chiasamen und 25 g Leinsamen) mahlen, mit dem Quark mischen und mindestens 10 Minuten quellen lassen.

2 Den Backofen auf 175 °C Ober-/Unterhitze vorheizen (Umluft 160 °C).

3 Essig dazugeben und vermengen.

4 Mandeln und Kürbiskerne mahlen, mit Natron und Salz mischen. Die Flohsamenschalen und nach Belieben etwas Brotgewürz dazugeben.

5 Alles zügig gründlich miteinander vermengen und einen Brotlaib formen. Den Laib auf ein mit Backpapier ausgelegtes Blech geben und ca. 60 Minuten backen.

Tipp: Das Brot lässt sich sehr gut einfrieren – dafür in Scheiben schneiden und portionsweise verpacken.

Big „M“ Rolle

Zutaten für 2 Portionen

Für die Rolle:
250 g Magerquark
120 g laktosefreier Käse, grob gerieben
3 Eier
Salz, Pfeffer

Für die Füllung:
250 g Rinderhack
½ Zwiebel, gehackte
Salz, Pfeffer
3 saure Gurken
2–3 Salatblätter (z. B. Eisbergsalat)
1 Tomate

Für die Sauce:
2 EL Mayonnaise
1 EL Crème fraîche
2 EL Ketchup
1 TL Senf
Salz, Pfeffer

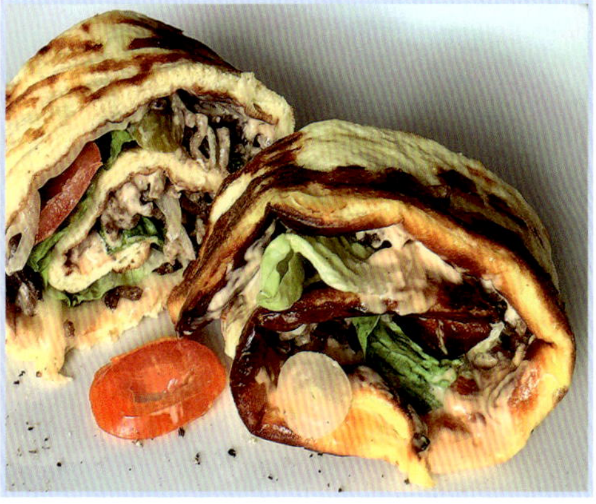

Zubereitung

1 Den Backofen auf 175 °C Umluft vorheizen.

2 Quark, Käse und Eier miteinander verrühren und mit Salz und Pfeffer würzen. Diese Masse auf ein mit Backpapier ausgelegtes Backblech streichen und im vorgeheizten Ofen in ca. 20 Minuten goldbraun backen.

3 In der Zwischenzeit das Rinderhack in einer beschichteten Pfanne scharf anbraten, die Zwiebel hinzugeben und mitbrutzeln lassen, bis sie glasig ist. Vom Herd nehmen und mit Salz und Pfeffer würzen.

4 Saure Gurke und Tomate waschen, putzen und in feine Scheiben schneiden. Salatblätter waschen und in Streifen schneiden.

5 Die Zutaten für die Sauce in einer Schüssel miteinander vermengen, mit Salz und Pfeffer würzen.

6 Das Blech aus dem Ofen nehmen. Die Platte mit den vorbereiteten Zutaten belegen und die Sauce darauf verteilen. Anschließend zu einer festen Rolle aufrollen, in die gewünschten Portionen schneiden und servieren.

Tipp: Diesen Snack kannst du warm und kalt genießen. Er eignet sich auch wunderbar zum Mitnehmen.

Paprika-Ingwer-Suppe

Zutaten für 2 Portionen

50 g Ingwer
1 kleine Knoblauchzehe
1 kleine Zwiebel
400 g rote Paprika
50 g laktosefreie Butter
1 EL Agavendicksaft
150 ml Kokosmilch (oder laktosefreie Sahne)
Salz, Pfeffer
1 TL Schmand

Zubereitung

1 Ingwer schälen und sehr fein würfeln. Knoblauch und die Zwiebel abziehen und fein würfeln. Paprika waschen, entkernen und in kleine Stücke schneiden.

2 Butter in einem Topf erhitzen, darin Ingwer, Knoblauch und Zwiebel anschwitzen. Den Agavendicksaft darübergeben und leicht karamellisieren lassen. Paprika dazugeben und andünsten.

3 Mit 500 ml heißem Wasser und Kokosmilch (oder Sahne) ablöschen, aufkochen lassen und die Suppe bei mittlerer Hitze etwa 15 Minuten köcheln lassen. Dann mit dem Stabmixer fein pürieren. Mit Salz und Pfeffer würzen und mit Schmand verfeinern.

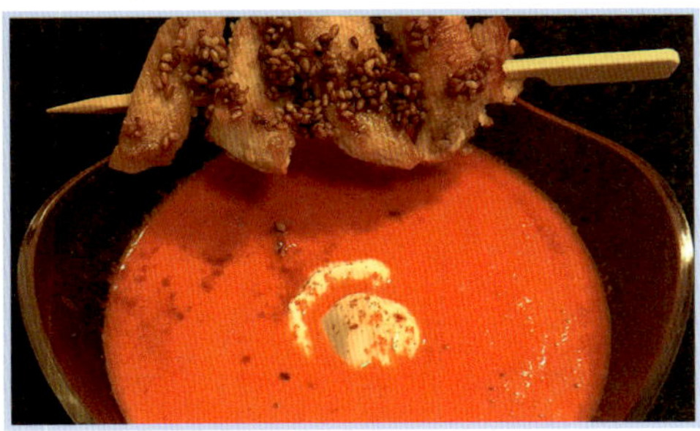

Zucchinicremesuppe

Zutaten für 2 Portionen

1 Schalotte
1 große Zucchini (ca. 500 g geputzt und entkernt)
etwas Pflanzenfett
200 ml Gemüsebrühe oder laktosefreie Sahne
1 EL Crème fraîche oder Frischkäse

Zubereitung

1 Die Schalotte abziehen und fein hacken. Die Zucchini waschen, längs halbieren, das Kerngehäuse herauslösen und die Zucchini in kleine Stücke schneiden.

2 In einem hohen Topf das Fett erhitzen. Darin die Schalotte leicht andünsten und glasig werden lassen. Zucchini dazugeben und kurz mit andünsten. Mit Gemüsebrühe (für die leichtere Variante) oder Sahne aufgießen und alles garziehen lassen.

3 Die Suppe mit dem Stabmixer pürieren und mit Crème fraîche oder Frischkäse verfeinern.

Tipp: Deftiger wird die Suppe mit einer Einlage aus Rindermettbällchen. Dafür bereits gewürztes Rinderhack zu Bällchen formen, kurz in einer Pfanne anbraten und anschließend in der Suppe garziehen lassen. Bei dieser Variante empfehle ich, die Suppe mit der Sahne zu kochen. Denn das herzhafte Mett kann in Kombination mit der Gemüsebrühe leicht zu salzig werden.

Thunfisch-Pizza

Zutaten für 1 Blech oder 2 runde Bleche

Für den Boden:

3 Dosen Thunfisch (in Wasser)
3 Eier
1 EL Frischkäse
1 geh. EL Leinmehl
1 EL Olivenöl
italienische Gewürzmischung
Salz, Pfeffer

Für den Belag:

Tomatenmark oder Ketchup
Hähnchenbrustfilet, in Scheiben
laktosefreier Frischkäse
Zwiebel, in Streifen
Tomate, in Scheiben
mittelalter Gouda, gerieben
frischer Oregano

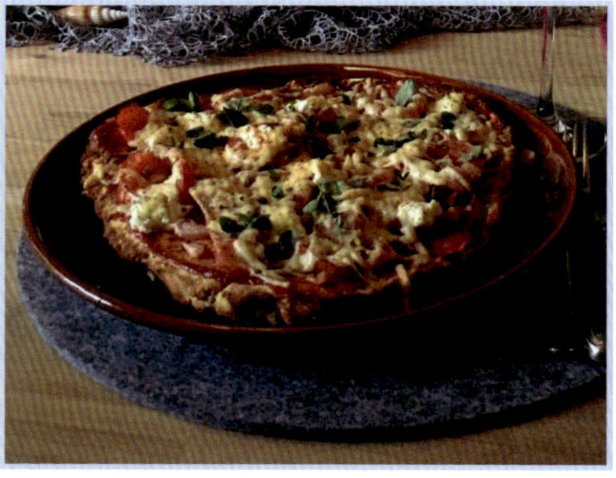

Zubereitung

1 Den Backofen auf 160 °C Umluft vorheizen.

2 Thunfisch abtropfen lassen und kräftig ausdrücken. Mit Eiern, Frischkäse, Leinmehl, Olivenöl und Gewürzen mischen. Alles gut vermengen, bis eine gleichmäßige streichfähige Masse entsteht.

3 Thunfischmasse auf ein mit Backpapier ausgelegtes Backblech streichen (ggf. eine zweite Lage Backpapier oben auflegen und ausrollen – nicht zu dünn). In den Ofen schieben und den Boden 25–30 Min. vorbacken.

4 Das Blech aus dem Ofen nehmen. Den Boden dünn mit Tomatenmark oder Ketchup bestreichen und mit den vorbereiteten Zutaten nach Belieben belegen. Zum Schluss mit Käse bestreuen und wieder in den Ofen schieben, weitere 20–25 Min. backen.

5 Die fertige Pizza mit frischem Oregano bestreuen und servieren.

Tipp: Zu Beginn meiner Ernährungsumstellung hatte ich oft den Gedanken im Kopf, auf geliebte Lebensmittel verzichten zu müssen. Mir hat es sehr geholfen, hier eine andere Haltung zu entwickeln: Ich verzichte nicht, ich ersetze!

Möhrenpuffer mit Joghurtdip

Zutaten für 2 Portionen

Für die Puffer:

120 g Sonnenblumenmehl
20 g laktosefreie Butter
150 ml laktosefreie Milch
200 g Möhren
150 g laktosefreier Käse
1 Zwiebel
2 Eier
Salz, Pfeffer, Muskat, Thymian
frische Kräuter nach Belieben

Für den Dip:

450 g laktosefreier Joghurt
1 Schuss Zitronensaft
1 Prise Zucker oder Agavendicksaft
Salz, Pfeffer
Kreuzkümmel
frische Kräuter nach Belieben

Außerdem:

Öl zum Ausbacken

Zubereitung

1 Mehl, Butter und Milch in eine Schüssel geben und 15 Min. quellen lassen.

2 In der Zwischenzeit die Möhren schälen und raspeln, den Käse fein reiben, die Zwiebel abziehen und klein schneiden.

3 Nach der Quellzeit alle Zutaten für die Puffer vermengen.

4 In einer Pfanne etwas Öl erhitzen und die Puffer nach und nach ausbacken. Ergibt etwa 20 Stück.

5 Für den Dip Joghurt mit Zitronensaft und Zucker verrühren. Mit Salz, Pfeffer, Kreuzkümmel und frischen Kräutern nach Belieben würzen.

Schmorgurke

Zutaten für 2 Portionen

1 Salatgurke
100 g Hähnchenbrust
1 kleine Zwiebel
frische Kräuter
Fett zum Anbraten (z. B. kaltgepresstes Rapsöl)
etwas laktosefreie Sahne oder Frischkäse
Salz, Pfeffer

Zubereitung

1 Die Gurke schälen, entkernen und in kleine Stücke schneiden. Hähnchenbrust klein schneiden. Zwiebel schälen und hacken. Kräuter fein schneiden.

2 In einer Pfanne etwas Fett erhitzen, darin das Fleisch anbraten. Zwiebel hinzufügen und glasig werden lassen. Dann die Gurke dazugeben, etwas Sahne angießen und die Gurke bei mittlerer Hitze schmoren, bis sie bissfest gegart ist.

3 Sahne oder Frischkäse einrühren und mit Pfeffer, Salz und den Kräutern würzen.

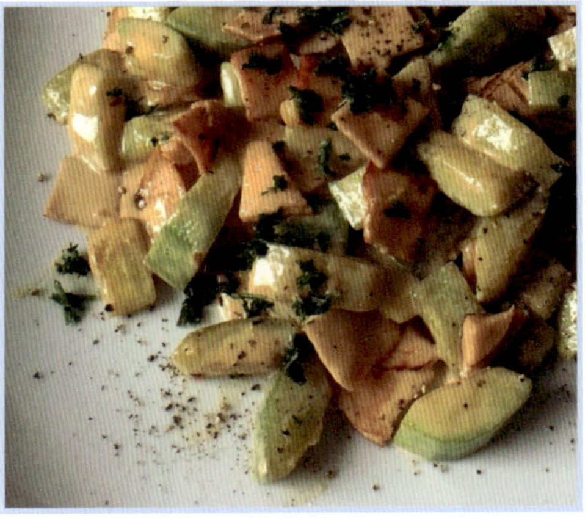

Rinder-Schmorbraten

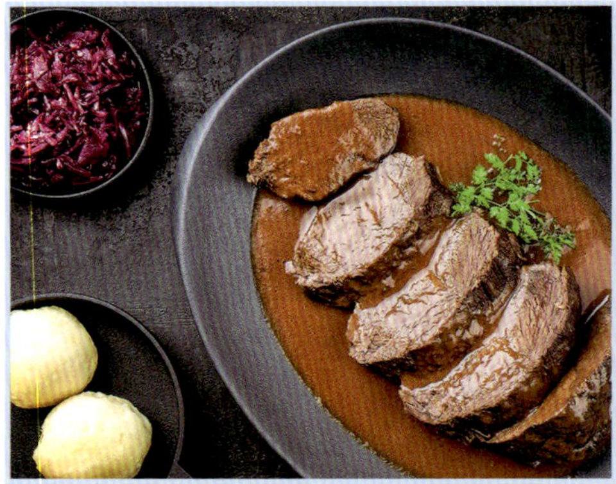

Zutaten für 4 Portionen

750 g Rindfleisch
1 Bund Suppengrün
2 mittelgroße Zwiebeln
30 g Pflanzenfett
1 TL Tomatenmark
1 TL Salz
ca. 7 Pfefferkörner
1 großes Lorbeerblatt
ggf. 1–2 EL kalte Butter

Zubereitung

1 Rindfleisch mit kaltem Wasser abspülen und trocken tupfen. Suppengrün putzen, waschen und in kleine Stücke schneiden. Zwiebeln abziehen und hacken.

2 Das Fett in einem Schmortopf erhitzen und das Fleisch darin von allen Seiten gut anbraten. Zwiebeln und das Tomatenmark zugeben und kurz mitbräunen lassen. Suppengrün dazugeben, kurz schmoren lassen.

3 Mit 250 ml heißem Wasser aufgießen und salzen. Die Pfefferkörner und die Lorbeerblätter in einer Gewürzkugel zufügen. Kurz aufkochen lassen, dann die Temperatur reduzieren und das Fleisch ca. 3 Stunden garen. Den Braten von Zeit zu Zeit wenden und verdampfte Flüssigkeit nach und nach durch weitere 250 ml heißes (!) Wasser ersetzen.

4 Den fertigen Braten aus dem Topf nehmen, in Alufolie wickeln und 10 Minuten ruhen lassen, damit sich der Fleischsaft setzt.

5 Die Gewürzkugeln entfernen. Den Bratensatz mit dem Gemüse mit einem Mixstab pürieren und ggf. kalte Butter einführen, damit die Soße mehr Bindung erhält. Mit Salz und Pfeffer abschmecken.

6 Dann das Fleisch in Scheiben schneiden und mit der Soße servieren.

Tipp: Meiner Familie bereite ich Rotkohl und Klöße als Beilagen zu, ich selbst lasse mir Brokkoli dazu schmecken. Wer mag, kann die Hälfte der Flüssigkeit, also ca. 250 ml, durch Rotwein ersetzen.

Schokoküchlein

Zutaten (für 12 Muffinörmchen)

120 g Butter
200 g Zartbitterschokolade, gehackt
4 Eier
160 g Zucker
1 Pck. Vanillezucker
1 Prise Salz
70 g Mandelmehl

Zubereitung

1 Die Butter in Stücken zusammen mit der gehackten Zartbitterschokolade in eine Schüssel geben und bei niedriger Temperatur über dem Wasserbad schmelzen. Die Temperatur darf nicht zu hoch sein, weil Schokolade sonst gerinnt bzw. ausflockt. Wenn alles geschmolzen ist, leicht abkühlen lassen.

2 Den Backofen auf 200 °C Ober-/Unterhitze vorheizen. Die Mulden eines Muffinblechs mit Papierförmchen auskleiden.

3 Die Eier mit Zucker, Vanillezucker und Salz aufgeschlagen, bis sich alles schön verbunden hat. Die geschmolzene lauwarme Butter-Schoko-Mischung zugeben und gut unterrühren. Zum Schluss das gesiebte Mandelmehl unterheben.

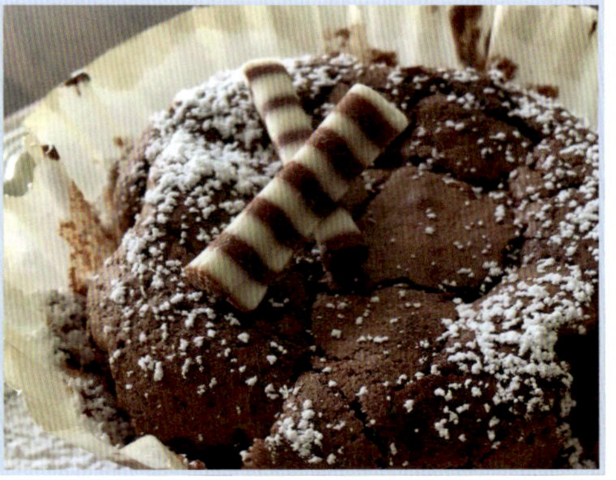

4 Den Teig gleichmäßig auf die Förmchen verteilen. Die Muffins 10–12 Minuten im vorgeheizten Ofen backen. Die genaue Backzeit variiert je nach Ofen. Wenn du den Kern noch etwas flüssig magst, kannst du sie schon nach 8–10 Minuten aus dem Ofen nehmen. Probiere es aus.

Tipp: Die Muffins schmecken pur sehr lecker. Du kannst sie aber auch mit einer Kugel Vanilleeis, mit etwas Schlagsahne oder mit Früchten servieren.

Bedenke: Die Muffins solltest du dir nicht allzu oft gönnen. Zuckerhaltige Lebensmittel nur selten zu verzehren, hilft, Entzündungen zu vermeiden.

Mandelhörnchen

Zutaten

200 g Marzipanrohmasse
100 g gemahlene Mandeln
100 g Puderzucker
2 TL Zitronensaft
2 Eiweiß
100 g gehobelte Mandeln
100 g Kuvertüre

Zubereitung

1 Marzipan, gemahlene Mandeln, Puderzucker, Zitronensaft und ein Eiweiß zu einem Teig verarbeiten.

2 Daraus 10–12 Hörnchen formen, mit dem zweiten Eiweiß bestreichen und dann in den gehobelten Mandeln wälzen.

3 Die Mandelhörnchen auf ein mit Backpapier belegtes Blech geben. Im Backofen bei 175 °C Umluft ca. 10–15 Minuten goldbraun backen.

4 Nachdem die Mandelhörnchen ausgekühlt sind, die Enden in geschmolzene Kuvertüre tauchen.

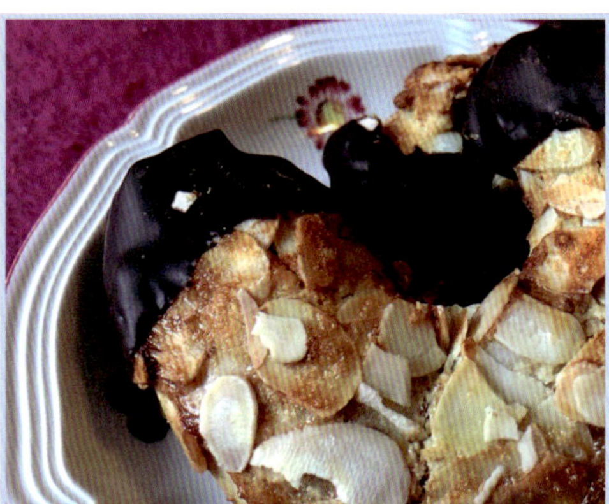

Deine Top-10-Lebensmittel

1. Heimisches Obst: reich an Antioxidantien, wie z. B. Vitamin C
2. Gemüse: besonders dunkelgrünes Gemüse, das viel Magnesium, Zink, Eisen und Selen enthält
3. Kaltwasser-Meeresfische, z. B. Lachs, Hering, Makrele: reich an Omega-3-Fettsäuren
4. Leinsamen: ein hoher Anteil an Omega-3-Fettsäuren
5. Knoblauch: enthält Sulfide
6. Zwiebeln: enthalten Sulfide
7. Pflanzenöle, die reich an Omega-3-Fettsäuren und Vitamin E sind, wie z. B. Leinöl, Rapsöl, Walnussöl, Olivenöl
8. Dunkles Kakaopulver: enthält Mineralstoffe und Spurenelemente Zink, Eisen, Selen, Magnesium
9. Mandeln: enthalten Mineralstoffe und Spurenelemente Zink, Eisen, Selen, Magnesium
10. Entzündungshemmende Gewürze wie Curry, Kurkuma, Pfeffer, Ingwer

Die Rolle von Stress verstehen

Stress ist ein Bereich, den du sehr gut selbst steuern kannst.

Wie du vorne auf Seite 18 schon gelesen hast: Viele Ärzte empfehlen uns Bechtis, Stress zu vermeiden. Zum einen, damit die muskuläre Anspannung und damit verbundene Schmerzen reduziert werden können. Zum anderen, weil die Stresshormone im Verdacht stehen, Entzündungen im Körper auszulösen und/oder aufrechtzuerhalten. Neuere Forschungen deuten darauf hin, dass der erhöhte Spiegel an Stresshormonen im Blut zu einer erhöhten Krankheitsaktivität führen kann.

Hier möchte ich eine der neueren Studien erwähnen, die eigentlich ein ganz anderes Forschungsziel hatte. Hier konnte mittels Scans vom Gehirn und anderen Körperregionen nachgewiesen werden, dass die erhöhte Aktivität des Mandelkerns (Amygdala) im Gehirn mit einer erhöhten Konzentration von Substanzen im Blut einherging, die Entzündungen aufrechterhalten.[22]

Ich möchte dich in deiner Selbsthilfe unterstützen, daher werde ich dem Thema Stress etwas mehr Raum geben. Dies ist ein Aspekt deiner Erkrankung, auf den du sehr gut Einfluss nehmen und den du steuern kannst.

So entsteht Stress

Nehmen wir eine Definition aus der Psychologie: Stress ist die emotionale und körperliche Reaktion auf eine Situation, die wir als Bedrohung bewerten oder als nicht zu bewältigen. Ich möchte das gern mit einer Analogie veranschaulichen.

Der Thalamus ist eine Region unseres Gehirns, in der alle Signale ankommen und weiterverarbeitet werden. Stellen wir uns den Thalamus als eine Empfangskraft eines großen Unternehmens vor. Bei dieser kommen zahlreiche Personen (= Informationen) an und sie entscheidet als Erstes, was mit diesen passieren soll. Werden sie nach oben zum Chef weitergeleitet oder werden sie als unwichtig bewertet und müssen wieder gehen? Manche dürfen sogar mit dem „Express-Fahrstuhl" zum Chef und erhalten sofort Eintritt.

In der Amygdala sind vor allem emotionale Funktionen angesiedelt.

Nennen wir diese Kraft einfach einmal „TinA". Der Buchstabe „T" steht für Thalamus und „A" steht für Amygdala – das sind die hierbei vorwiegend involvierten Hirnareale.

TinA ist von Geburt an mit gewissen Grundkenntnissen ausgestattet und weiß bereits, welche Informationen von existenzieller Bedeutung sind. Andere kann sie im Laufe des Lebens durch Lernprozesse einordnen.

Wenn TinA Informationen wahrnimmt, die sie als Bedrohung bewertet, aktiviert sie das körpereigene Alarmsystem, also den sympathischen Teil unseres autonomen Nervensystems (im Cartoon als Hans dargestellt), der auch für die unwillkürlichen Körperfunktionen zuständig ist. So bringt TinA den Menschen in Sicherheit.

Dieses Alarmsystem bewirkt, dass sich die Atmung beschleunigt, damit der Körper mit mehr Sauerstoff versorgt werden kann. Das Herz schlägt schneller, damit das Blut diesen Prozess unterstützen und den gesamten Körper besser versorgen und leistungsbereiter machen kann. Die Muskeln sind angespannt, um sofort reagieren zu können (flüchten, kämpfen oder erstarren). Die Verdauung wird gehemmt, um alle Energie für die so wichtigen anderen Körperfunktionen zur Verfügung zu stellen. Oft kann man eine erhöhte Reizbarkeit bemerken.

Im späteren Verlauf der Evolution entwickelte der Mensch zahlreiche kognitive Fähigkeiten, die ihn von den Primaten unterscheiden: Die Fähigkeit zu sprechen und zur Empathie, Selbstregulationsfähigkeiten, Problemlösefähigkeiten, Kreativität und die Fähigkeit, flexibel auf neue Dinge zu reagieren.

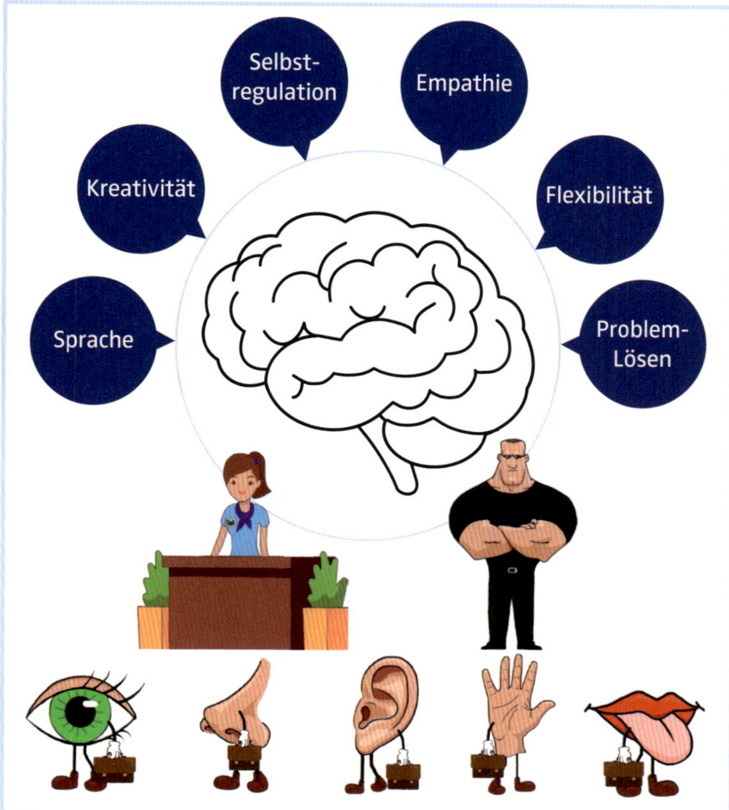

TinA und Hans im Normalbetrieb

Wenn unser Alarmsystem aktiviert wird, werden diese Bereiche sozusagen „abgekoppelt", um lebenserhaltenden Funktionen die Energie zur Flucht oder zum Kampf zur Verfügung zu stellen. So lässt es sich erklären, warum uns in Momenten von hohem emotionalem Stress die Worte fehlen, wir uns kaum auf die neue Situation einstellen oder Mitgefühl empfinden können. Der Lichtkegel wird sehr viel enger und ist auf die eigene Person und das „Überleben" gerichtet. Das ist erst einmal nichts Schlechtes. Es hilft uns dabei, die Gattung und somit auch uns selbst zu erhalten. Der Selbsterhalt hat in diesen Momenten höchste Priorität.

TinA und Hans im Alarmzustand

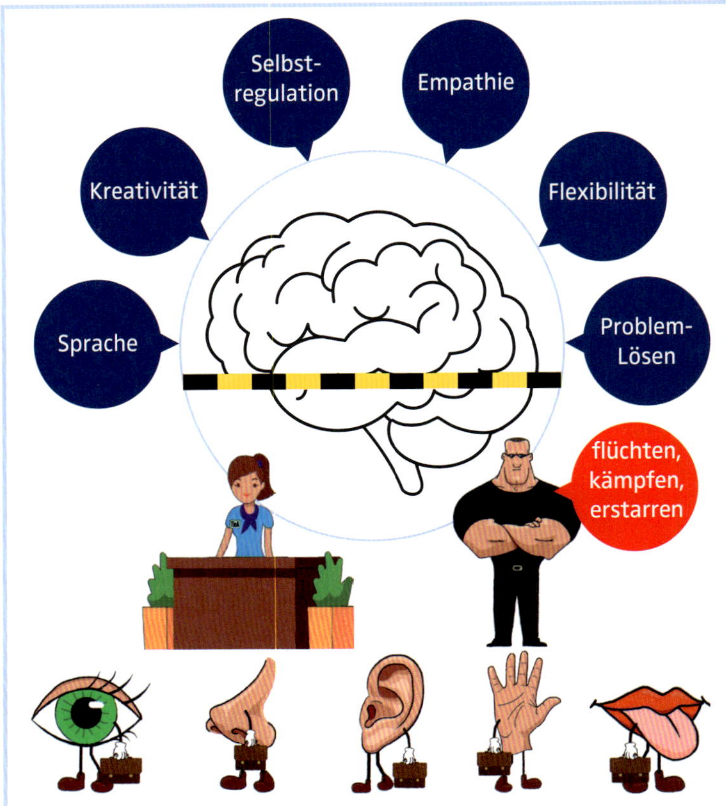

Wenn die Bedrohung vorbei ist, löst normalerweise der Parasympathikus, der Teil des autonomen Nervensystems, der für Regeneration und Ruheregulation zuständig ist, den Sympathikus ab. So kann der Organismus wieder auftanken und vor allem entspannen. Die beiden sind Antagonisten, also Wechselspieler. In der Regel ist entweder nur der eine oder der andere in Aktion.

Daher können wir mit jeder Methode, die den Parasympathikus aktiviert, ganz gezielt für Entspannung sorgen. Dann hat das Alarmsystem Pause.

Unser emotionales Gedächtnis

Ein weiterer Mechanismus bei Stress ist unser emotionales Gedächtnis. Hierbei ist die Amygdala, auch Mandelkern genannt, involviert, sie steht unserer TinA bei der Beurteilung neu ankommender Informationen zur Seite.

> Es ist wichtig, alte Erfahrungen, die heute Stress verursachen, ins Bewusstsein zu holen, sie neu zu bewerten und in die Gegenwart zu integrieren.

Ein Beispiel: Nehmen wir an, ein Kind wird im Alter von etwa drei Jahren von einem Hund gebissen. Das Kind empfindet dies als Bedrohungslage, und die Erinnerung daran wird – da mit hoher Emotionalität verknüpft – im emotionalen Gedächtnis abgespeichert. Das Ereignis ist für diesen Menschen äußerst relevant und hat eine hohe Priorität. Fortan wird er wahrscheinlich mit erhöhter Wachsamkeit und Schreckhaftigkeit durchs Leben gehen, immer mit der Prämisse, einem solchen Erlebnis nicht wieder ausgesetzt sein zu müssen. Wenn diesem Menschen als Erwachsener unvermittelt wieder ein Hund begegnet, egal welche Rasse, ob angeleint oder freilaufend, kann das früher Erlebte dazu führen, dass die gleichen physischen und psychischen Empfindungen aktiviert werden. Seine Amygdala hat sich ja gemerkt, dass Hunde als bedrohlich eingestuft werden müssen.

Dieser Mechanismus funktioniert vollkommen unbewusst, auch wenn in der Gegenwart objektiv gar keine tatsächliche Bedrohung existiert.

Da die Stresshormone im Verdacht stehen, die Entzündungsaktivität bei Morbus Bechterew zu verstärken oder anzufachen, ist jede „Überarbeitung“ und Neubewertung der alten und womöglich überholten Programmierungen unseres emotionalen Gedächtnisses lohnenswert.

Stressoren bewusst entschärfen

Es ist also eine Chance für uns Bechtis, Entzündungsschübe zu vermeiden, indem wir Stress gezielt reduzieren. Dazu ist es gut, genau auf Stressoren zu achten, also auf äußere Reize, die unser Alarmsystem aktivieren, ohne dass wir es uns erklären können.

Wie der Hund in dem Beispiel. Es lohnt sich, mit altem Ballast aufzuräumen. Das nenne ich gern „Seelenhygiene".

Wir können auf bewusster Ebene früher Erlebtes im Heute neu ordnen und somit Stress reduzieren. Wie das geht, erfährst du im folgenden Abschnitt „Mindset – mentale Bewältigungsstrategien".

Manchmal sind es jedoch auch aktuelle Situationen, die Stress erzeugen. Situationen, die wir nicht ohne Weiteres ändern können, aus denen wir kaum aussteigen können. Wenn es keine kurzfristigen Lösungen gibt, ist ein geeigneter Ausgleich erforderlich.

Hier sind Methoden hilfreich, mit denen ganz gezielt der Parasympathikus aktiviert werden kann. Wie bereits erwähnt, ist dies der Teil des autonomen Nervensystems, der für Regeneration und Erholung zuständig ist – also für das, was wir in diesen Momenten brauchen. Solche Methoden sind Entspannungstechniken, wie das autogene Training oder die progressive Muskelentspannung nach Jacobson. Doch auch Yoga oder Waldbaden sind gut geeignet. Dazu erfährst du ab Seite 103 mehr.

Ein Gleichgewicht schaffen

Stelle dir eine Waage vor: Wenn auf der einen Seite viele Stressoren vorhanden sind, braucht die andere Seite ein entsprechendes Gegengewicht.

Schreibe auf, was deine typischen Stressoren sind. Dann fertige eine Liste an mit den Dingen, die dich entspannen und den Parasympathikus aktivieren. Schaffe möglichst ein Gleichgewicht.

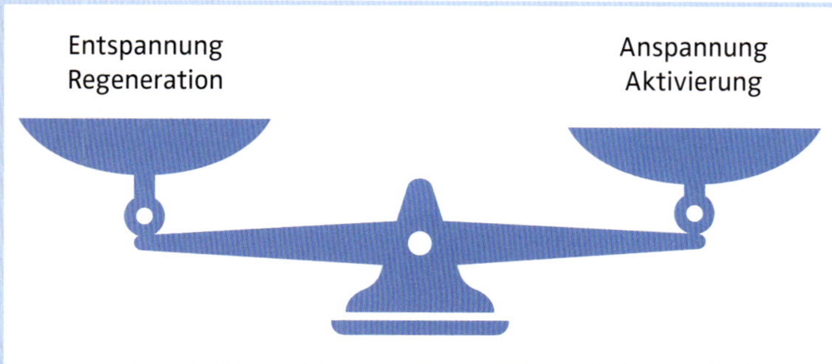

Achte auf ein Gleichgewicht zwischen Aktivierung und Regeneration

Meine persönliche Liste der Stressoren und Entspannungshilfen

DINGE, DIE MICH STRESSEN	DINGE, DIE MICH ENTSPANNEN
Zeitdruck	ein Waldspaziergang

Mindset – mentale Bewältigungsstrategien

Mindset verändert nicht die Realität, in unserem Fall die Erkrankung. Vielmehr sagt es aus, wie du dazu stehst. Nehmen wir das Beispiel Wetter. Tatsache ist: Es regnet. Das ist die Realität. Daran können wir nichts ändern. Was wir jedoch ändern können, ist die Wahrnehmung der Realität. Diese Kann positiv oder negativ sein.

Gedanken bestimmen unser Erleben

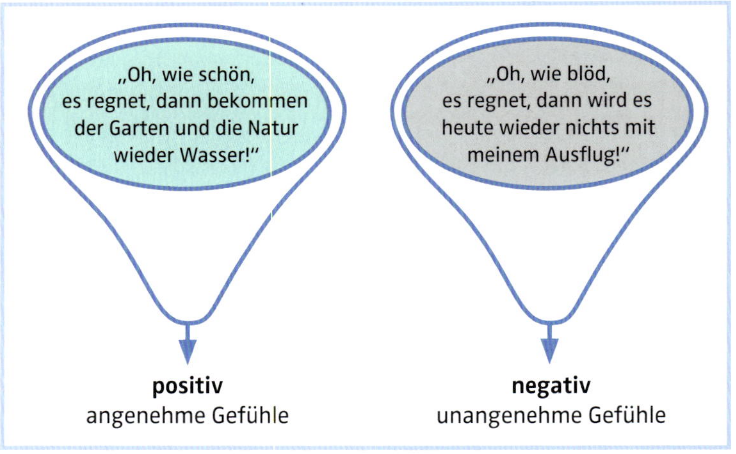

Der Begriff „Mindset" steht für eine innere Haltung und Denkweise. Es ist die Einstellung einer Person zu einem Ereignis oder einer Situation.

Die Abbildung veranschaulicht: Wird die Realität positiv wahrgenommen (grüne Blase), folgen angenehme Gefühle, diese wiederum sorgen für Ausgeglichenheit für Körper und Geist. Eine negative Haltung gegenüber der Realität (graue Blase) hat unangenehme Gefühle, wie z. B. Verdrossenheit, und eine defensive, ohnmächtige, womöglich depressive Haltung zur Folge. Diese wirkt sich wiederum negativ auf den Menschen aus.

Die Realität können wir nicht ändern. Aber die Gedanken, die wir zur Bewertung einer Situation heranziehen. Mindset ist die ganz persönliche Interpretation der Faktenlage. Und das ist ganz individuell geprägt durch eigene Erfahrungen.

Kommen wir auf das Beispiel zurück. Es ist eine Tatsache. dass es regnet. Doch wie du damit umgehst, ist deine Entscheidung. Viele Menschen sind schlecht gelaunt, wenn es regnet oder stürmt. Doch was passiert, wenn diese Menschen einfach rausgehen und den Regen annehmen, wie er ist? Dann würde sehr wahrscheinlich ihre Laune steigen und sie würden auch den regnerischen und stürmischen Tag mit Freude gestalten.

Das gleiche Prinzip kannst du auf deine Krankheit anwenden. Tatsache ist, dass du an Morbus Bechterew erkrankt bist. Daran kannst du nichts ändern. Die Frage ist nur, wie du damit umgehst. Versuche deine Situation so anzunehmen, wie sie ist, und gestalte deinen Tag so, dass du trotz alledem glücklich und zufrieden bist.

Bewertungen von Situationen ändern

Im Kapitel „Die Rolle von Stress verstehen" ab Seite 81 habe ich beschrieben, dass Stress in dem Moment entsteht, in dem unser Gehirn eine Situation als „Gefahr" oder als nicht zu bewältigen *bewertet*. Es ist für den Körper also durchaus von Relevanz, welche Haltung wir zu Situationen einnehmen.

Sitze ich vor einem Hindernis und werde zunächst dadurch blockiert, kann ich neugierig sagen, „Na, was ich wohl dahinter finde? Los geht's!" oder ich kann klagend davor verharren, ohnmächtig, und nicht wissen, was zu tun ist. Wenn mir ein solches Hindernis als nicht zu bewältigen erscheint, wird dies eine körperliche Reaktion anstoßen. Den Zusammenhang zwischen Stress und den Erkrankungsschüben habe ich bereits beschrieben.

Meine Haltung, die ich zu einer Situation einnehme, bestimmt über die Folgen. Wie ich über etwas denke, bestimmt mein Erleben und Verhalten. Somit kann das Mindset ein wesentlicher Unterstützer bei der Krankheitsbewältigung sein.

Wenn wir uns noch einmal ins Gedächtnis rufen, dass mentale und körperliche Spannung zur Verschlechterung der Gesundheit bei Morbus-Bechterew-Patienten führen kann, ist es eine wichtige Aufgabe, Spannung zu vermeiden.

Am Anfang einer jeden körperlichen Spannung steht aber die Bewertung der ankommenden Informationen bei unserer TinA. Nach dem kognitiv-neo-assoziationistischen Modell nach Berkowitz folgt einem unangenehmen Ereignis ein negativer Affekt mit den entsprechenden Kognitionen – agressions- oder fluchtbezogen. Hierzu kommen die entsprechenden körperlichen Folgen, wie z. B. auch muskuläre Anspannung. Zusätzlich stellen sich Gereiztheit, Ärger, Wut oder Furcht ein.

Ist es mir möglich, meine Gedanken und Bewertung der wahrgenommenen Situationen eher positiv „einzufärben", muss kein negativer Affekt (Körperspannung) folgen. Deine Gedanken bei der Bewertung verschiedener Situationen sind also wichtig – sie sind entscheidend für das, was folgt.

Negative Verhaltensmuster überwinden

Um dich von den reinen Gedanken auf die Handlungsebene zu bringen, also zu den Taten, die das eben Beschriebene umsetzen, befassen wir uns kurz mit Gedankenstrukturen. Oft sind es negative Gedankenstrukturen, die Menschen davon abhalten, Veränderungen zuzulassen. Das können Gedanken sein wie „Das halte ich eh nicht durch" oder „Ich habe so was ja noch nie gekonnt" oder „Das ändert doch sowieso nichts".

Je länger und häufiger wir in gleichen Situationen immer wieder bestimmte Gedanken haben, desto tiefer sind die Gedächtnisspuren in unserem Gehirn hinterlegt. Das ist wie bei den tiefen Spuren, die Pferdekarren früher in weichem Boden hinterlassen haben – je mehr Karren auf dem gleichen Weg gefahren sind, desto tiefer waren die Spurrillen. Wollte ein Kutscher diese tiefen Spuren verlassen und einen neuen Weg einschlagen, brauchte es eine große Kraftanstrengung und womöglich sogar weitere Unterstützung. So ist es auch mit negativen Gedanken zu vergleichen – es ist nicht einfach, die negativen Gedächtnisspuren zu verlassen.

Hinzu kommt, dass wir Menschen negativ zu bewertenden Situationen mehr Aufmerksamkeit schenken als positiven. Die positiven sind meist nicht bedrohlich. Unser Organismus ist aber bestrebt, sich gut anzupassen und einen guten Ausgleich zu schaffen und somit gilt Negativem mehr Aufmerksamkeit, weil man das ja von sich abwenden möchte. Konzentriere dich auf die positiven Gedanken. Versuche negativen Gedanken erst gar keinen Raum zu geben.

Die negativen Gedanken tun uns aber nicht gut. Wir sollten uns auf die positiven Gedanken konzentrieren. Dafür braucht es größere Anstrengung *und* externe Impulse, so wie beim Pferdekarren, der einen neuen Weg einschlägt.

Meditation wirkt

Ich glaube nicht einfach alles, wenn mir jemand etwas Neues berichtet. Steht das sogar meinen bisherigen Erkenntnissen entgegen, brauche ich schon Beweise, damit ich das glauben kann.

Wenn ich dir an diesem Punkt die Meditation als ein Mittel zur Krankheitsbewältigung näherbringen möchte, wird das bei dir vielleicht Ungläubigkeit und ein Schmunzeln auslösen, falls du ebenso kritisch bist. Manche schieben die Meditation in den Bereich der Esoterik – meist aus Unwissenheit. Wie aber Meditation und Achtsamkeitstraining in der Lage sind, Gedanken- und sogar Gehirnstrukturen zu verändern, zeigt sehr anschaulich der Film „Revolution der Selbstlosen".

Sylvie Gilman und Thierry de Lestrade untersuchen in diesem Film eigentlich die Frage, ob es Teil der menschlichen Natur ist, uneigennützig zu handeln, es geht also um Altruismus. Dennoch zeigt der Film auch sehr anschaulich, wie wir mit Meditation Veränderung bewirken können, und zwar wissenschaftlich belegt. So wird von Matthieu Ricard berichtet, studierter Molekularbiologe und buddhistischer Mönch, der in Meditation mehr als geübt ist und an Forschungen zur Veränderung der Gehirnstrukturen aktiv beteiligt war. Positive Veränderungen seiner Gehirnstrukturen konnten wissenschaftlich nachgewiesen werden. Ebenso eindrucksvoll sind die Berichte darüber, wie die Verhaltensauffälligkeiten von Schülern an Brennpunktschulen in den USA mithilfe von Meditationsübungen verringert werden konnten.

Das alles zeigt sehr anschaulich, wie man mit wenig Aufwand viel bewirken kann. Als entspannendes Verfahren ist Meditation ohnehin geeignet, auf deinen Stresshormonhaushalt günstigen Einfluss zu nehmen.

Um den Bogen zu schließen: Wenn dir negative Gedankenmuster im Weg stehen, um gewünschte Veränderungen umzusetzen, kann Meditation ein Weg sein, diese negativen Gedanken zu verändern.

Versuche Neues! Meditation kann dir dabei helfen

> **„Wenn etwas gut funktioniert: Mach mehr davon! Funktioniert etwas nicht, hör auf und versuch etwas Neues!"**
>
> (Frei nach Steve de Shazer aus dem Englischen von der Autorin übersetzt)

Meditation ist also nicht nur ein Weg, das Alarmsystem deines Körpers zu beruhigen, es ist auch ein Weg, neue Gedankenstrukturen und ein neues Mindset auf den Weg zu bringen. Tatsächlich haben sich verschiedene Wissenschaftszweige mit der positiven Wirkung der Meditation empirisch beschäftigt.

Mit Meditation kannst du dich entspannen und dein Mindset ändern.

Der Dalai Lama stieß bereits in den 1980er-Jahren die Zusammenarbeit zwischen Wissenschaftlern auf dem Gebiet der Hirnforschung und buddhistischen Mönchen an. Besonders großes Interesse bestand an dem Zusammenhang zwischen Meditation und der Plastizität der Hirnanatomie sowie an der möglichen Veränderung von Stimmung, emotionalen und kognitiven Prozessen.

Doch erst Anfang der 2000er-Jahre wurden diese Fragestellungen durch die meditationserfahrenen Neurowissenschaftler Matthieu Ricard, Antoine Lutz und Richard J. Davidson fundiert untersucht. Hierzu wurden verschiedene Studien an der Harvard-Universität in den USA durchgeführt. Knapp zusammengefasst, kann man die wissenschaftlichen Ergebnisse wie folgt beschreiben.

Durch MRT-Untersuchungen konnte belegt werden, dass Achtsamkeitspraxis und Meditation die Hirnstruktur messbar und positiv beeinflussen. Es konnte die Neubildung neuronaler Verbindungen nachgewiesen werden, es wurden mehr „Glücksbotenstoffe" produziert und die Hirnstromwellen ließen auf sehr klare Bewusstseinszustände schließen. Die immunologischen Laborwerte des Bluts zeigten eine Verbesserung des Immunsystems.

Darüber hinaus stellten die Forscher fest, dass ein Bereich des Gehirns, den sie mit „Angstareal" beschrieben, gedämpft wurde, während der frontale Cortex aktiviert wurde, was eine bessere Konzentration ermöglichte. Es konnte ein Zuwachs des Gehirns beobachtet werden.[23]

Es ist also ganz einfach, nur mit der Kraft deiner Gedanken Einfluss auf die Gesundheit zu nehmen. Probiere es einfach mal aus, ein guter Anfang ist die Atemmeditation (siehe Kasten auf Seite 94).

Zum Meditieren brauchst du keine Hilfsmittel, lediglich Zeit und Ruhe, außerdem die bewusste Entscheidung, dich deiner inneren Wahrnehmung öffnen zu wollen. Meditation ist eine Art

Innenschau. Du konzentrierst dich auf dich selbst, wendest dich von dem Trubel außerhalb des eigenen Seins ab und liebevoll und sehr achtsam dir selbst zu. Es ist also auch eine Art, Selbstliebe zu entwickeln. Denn du schenkst dir selbst Beachtung, weil du wichtig bist.

Es gibt zahlreiche Literatur und auch CDs zum Thema „Meditation für Anfänger", z. B. von Jack Kornfield. Sein Buch mit CD ist ein wunderbares Werk für den Einstieg in die Mediation. Du kannst dich auch Meditationskursen anschließen, die z. B. in Yoga-Studios angeboten werden.

Übung: Atemmeditation

Sorge dafür, dass du für eine Weile ungestört bist.

Setze oder lege dich hin, so wie es für dich bequem ist. Schließe deine Augen und konzentriere dich auf deine Atmung.

Sei nur dein eigener Beobachter. Verändere nichts. Beobachte, wie sich bei jeder Einatmung dein Brust- und Bauchraum ausdehnt und wie er bei jeder Ausatmung wieder in die Ausgangsposition zurückfindet.

Es kommt – besonders zu Beginn – immer wieder mal vor, dass sich andere Gedanken in den Vordergrund schieben. Lasse diese vorbeiziehen, so wie Wolken am Himmel. Wolken entstehen und vergehen und machen wieder Platz ...

Indem du deine volle Konzentration auf die Atmung lenkst, können andere Gedanken zur Seite geschoben werden.

Eine positive Haltung entwickeln – Benefit-Finding

Benefit-Finding nennt sich eine Methode aus der Positiven Psychologie. Sie ermöglicht es, Stress zu reduzieren, indem man die Haltung zu dem Stressor (innerlich oder im Außen) ändert. Dazu versucht man, jeder Situation etwas Positives abzugewinnen, frei nach dem Motto „Jede Medaille hat drei Seiten und mindestens eine davon ist eine sonnige".

Der positive Effekt auf die Gesundheit und vor allem auf die Bewältigungsfertigkeiten wurde durch Studien belegt. So kann Benefit-Finding z. B. stark mit einem besseren psychischen Wohlbefinden in Verbindung gebracht werden, sowohl direkt als auch indirekt über bessere Bewältigung und geringere Hilflosigkeit.[24]

Ein Weg dorthin kann die Übung „Der positive Sinn" sein (siehe Kasten). Damit kannst du eine positivere Denkstruktur etablieren.

Übung: Der positive Sinn

Die folgende Übung solltest du über einen Zeitraum von mindestens sechs Wochen jeden Abend machen.

Notiere dir am Ende des Tages gegen Abend (nicht direkt vorm Zubettgehen):

- Was war heute das Schlimmste, das mir passiert ist?
- Was war das Beste, das mir passiert ist?
- Was war das Unwichtigste, das mir heute passiert ist?

Anschließend beantwortest du dir selbst folgende Fragen:

- Welcher positive Sinn liegt im schlimmsten Ereignis des Tages?
- Welcher positive Sinn liegt im besten Ereignis des Tages?
- Welcher positive Sinn liegt im scheinbar unwichtigsten Ereignis des Tages?

Zum Schluss stellst du dir die Frage: Worauf freue ich mich morgen? Schreibe auch diese Antwort auf.

Sei geduldig mit dir selbst und wenn du zu Beginn noch nicht alle Fragen beantworten kannst, dann ist das so. Am nächsten Tag gibt es eine neue Gelegenheit, dies zu üben.

Dankbarkeit üben

Ein weiterer Aspekt des Mindsets ist Dankbarkeit. Das bedeutet, dass du aufgrund verschiedener Überzeugungen zu der Einstellung bzw. inneren Haltung gelangen kannst, Situationen, die dir das Leben präsentiert, dankbar anzunehmen, weil du die Lernchance darin erkennst.

Schon die fernöstliche Kampfkunst hat sich diesen Mechanismus zunutze gemacht: Wenn sich eine Energie auf dich zu bewegt (hier der Angreifer, der mit Schwung auf dich zukommt), dann nimm sie an und lenke sie bewusst und nach deinem Willen in die gewünschte Richtung – an dir vorbei. Tritt zur Seite und schau, was dann folgt. Nutze aktiv die Chance zur Neuordnung und neuer Handlungsausrichtung.

Über die Auswirkung von Dankbarkeit auf die Gesundheit berichtet eine Studie, in der die Teilnehmer der Versuchsgruppe ein Dankbarkeitstagebuch führten, die Teilnehmer der Kontrollgruppe nicht. Es wurde festgestellt, dass die Personen aus der Versuchsgruppe über weniger Stress und depressive Symptome berichteten. Und das, obwohl sie dieses Tagebuch nur zweimal wöchentlich über einen Zeitraum von einem Monat hinweg geführt hatten. Diese Effekte konnten auch noch bei der Nachuntersuchung drei Monate später beobachtet werden.[25]

Wie komme ich zu einer solchen Haltung der Dankbarkeit? Es braucht etwas Mühe und Geduld. Ein Dankbarkeitstagebuch zu führen, ist ein guter Anfang. Damit kannst du die Fähigkeit zu Dankbarkeit trainieren und somit aktiv deinen Gesundheitszustand verbessern.

Übung: Ein Dankbarkeitstagebuch führen

Besorge dir ein schönes Notizbuch und fang einfach an. Schreibe zweimal pro Woche auf, wofür du dankbar bist. Das kann alles sein, was du erlebt hast, was dir begegnet ist. Denke auch an die kleinen Dinge, die dich für einen kurzen Augenblick sehr glücklich gemacht haben. Schon nach ein paar Wochen wirst du eine positive Wirkung erkennen und dir wird es immer leichter fallen, dich an die schönen Dinge zu erinnern und dich an ihnen zu erfreuen. ▶▶

Wenn du geübter darin bist, dann kannst du dein Dankbarkeitstagebuch auch jeden Tag führen. So nimmst du deinen Alltag immer bewusster wahr, konzentrierst dich auf die Dinge, für die du dankbar bist, und wirst immer mehr eine Haltung der Dankbarkeit entwickeln.

Ich bin dankbar, dass ich durch die in diesem Buch beschrieben Maßnahmen dazu beitragen konnte, dass ich nicht noch mehr Krankheitsschübe zu verzeichnen hatte, und mein Leben so erfüllend gestalten kann.

Dankbarkeit kann man erlernen – doch die Voraussetzung dafür ist immer der Wunsch nach Veränderung. Neben dem Dankbarkeitstagebuch gibt es eine weitere Methode, um Dankbarkeit zu üben. Menschen, die sie angewandt haben, erzählen mir, dass sie eine verblüffend positive Wirkung hat.

Bohnen der Dankbarkeit

Es war einmal eine weise Frau, die sehr alt wurde und glücklich lebte. Sie genoss das Leben. Nie verließ sie das Haus, ohne sich eine Handvoll Bohnen einzustecken. Sie tat dies nicht, um die Bohnen zu kauen, sie nahm sie mit, um so die schönen Momente des Lebens bewusster wahrzunehmen.

Für jede Kleinigkeit, die sie erlebte, ein freundliches Gespräch auf der Straße, das Lachen eines Menschen, eine Berührung des Herzens, das Zwitschern eines Vogels – für alles, was ihre Sinne und ihr Herz erfreute, ließ sie eine Bohne von der rechten in die linke Jackentasche wandern. Manchmal waren es gleich zwei oder drei …

Jeden Abend zählte sie die Bohnen aus der linken Jackentasche und führte sich noch einmal vor Augen, wie viel Schönes sie an diesem Tag erleben durfte. So schlief sie zufrieden und glücklich ein. Sogar an einem Abend, an dem sie bloß eine Bohne zählte, war der Tag gelungen, es hatte sich gelohnt zu leben.

Diese Geschichte lädt zum Nachahmen ein. Probiere es ruhig mal aus. Es müssen ja keine Bohnen sein. Knöpfe, Haselnüsse, Perlen tun es ebenso. Damit schärfst du deinen Blick für das Schöne und Positive in deinem Leben, das hilft dir dabei, eine Haltung der Dankbarkeit zu entwickeln.

Den Handlungsspielraum erweitern

Eine weitere gute Taktik, mit Stress umzugehen, ist Vorbeugen: Statt mit den Auswirkungen des Stresses zu kämpfen – beuge dem Stress vor.

Wir haben ab Seite 81 erfahren, dass unser Alarmsystem immer dann anspringt, wenn unsere TinA eine Situation als bedrohlich oder als nicht zu bewältigen bewertet. Je mehr Möglichkeiten wir zur Bewältigung einer Situation kennen, desto seltener müssen wir – unser Gehirn bzw. TinA – diese als „nicht zu bewältigen" einstufen und desto seltener wird Stress induziert. Es ist also zielführend, möglichst viele Bewältigungsstrategien und/oder Handlungsalternativen zu kennen.

Zum Thema Stress und persönliche Stressoren hat mir einmal eine alleinerziehende Patientin von folgender Situation berichtet: Sie arbeitete in Teilzeit in einer Werbeagentur und musste nach Arbeitsende noch ein gutes Stück mit der Straßenbahn fahren, um ihr Kind von der Kita abzuholen. Eines Tages kam ihr Vorgesetzter kurz vor Dienstschluss zu ihr und gab ihr noch eine Aufgabe, die sie dringend erledigen sollte. Nein zu sagen, war nicht möglich. Sie erledigte die Aufgabe, was dazu führte, dass sie die Straßenbahn verpasste, die ihr das pünktliche Abholen ihres Kindes ermöglicht hätte. Das versetzte sie in einen Ausnahmezustand. Klar zu denken und Lösungen zu finden, war zu diesem Zeitpunkt kaum möglich. Sie war außer sich.

Glücklicherweise informierte der Kindergarten eine Nachbarin, und so wurde eine Abholalternative für das Kind organisiert. Diese Nachbarin bot der Patientin an, bei ähnlichen Notlagen gern auch in Zukunft auszuhelfen, was meine Patientin sehr entlastete und ihren Handlungsspielraum erweiterte.

Sollte sie nun wieder in eine ähnliche Lage geraten, braucht sie nicht mehr mit Stress zu reagieren, denn ihre TinA muss eine solche Situation fortan nicht mehr als „nicht zu bewältigen" einstufen – das Alarmsystem bleibt in Bereitschaft, muss aber nicht aktiv werden.

Dies ist ein sehr gutes Beispiel dafür, wie ein erweiterter Handlungsspielraum – also verschiedene Handlungsoptionen in unterschiedlichen Alltagssituationen – ein Weg zur Stressprävention sein kann.

Mehrere Handlungsoptionen lassen uns eine potenzielle stressige Situation souverän meistern.

Um Neues kennenzulernen, braucht es aber auch eine offene Grundhaltung. Und an dieser Stelle wird sehr schön die wechselseitige Abhängigkeit dieser beiden Themen deutlich: Damit ich mich für neue Erfahrungen öffnen und eine Anpassung erfolgen kann, braucht es eine stressfreie Grundsituation.

Deshalb solltest du versuchen, dir in Stresssituationen klarzumachen, dass es immer einen anderen Weg gibt. Versuche dabei ruhig und konzentriert zu bleiben, denn bei Stress können wir im wahrsten Sinne des Wortes nicht mehr klar denken.

Ein gutes Zeitmanagement

Ebenso wichtig wie ein erweiterter Handlungsspielraum ist ein gutes Zeitmanagement. Hier möchte ich dich zu einem Gedankenexperiment einladen.

- Stell dir eine große Glasvase vor. Daneben liegen dicke Wackersteine. Deine Aufgabe ist nun, diese Steine in die Vase zu legen, und zwar so viele, bis die Vase voll ist. Du darfst gern etwas „Tetris" spielen und ausprobieren, auf welche Weise du so viele Steine wie möglich einfüllen kannst.
- Wenn du das erledigt hast, bekommst du Glasnuggets, von denen du ebenfalls so viele in die Vase füllen sollst, bis der Rand erreicht ist. Die Steine, die bereits in der Vase sind, dür-

fen jedoch nicht verändert oder herausgenommen werden. Stell dir vor, wie du die Glasnuggets vielleicht vorsichtig in die Zwischenräume gleiten lässt und du die Vase damit so gut wie möglich füllst.

- Im nächsten Schritt füllst du Sand in die Vase. Auch hier gilt, dass nichts bisher Eingefülltes verändert oder herausgenommen werden darf. Der Sand gleitet nach und nach in alle verbleibenden Zwischenräume, bis die Vase randvoll ist.

Nun folgt der zweite Teil des Experiments – wir kehren alles um.

Du bekommst genau die gleichen Mengen an Sand, Glasnuggets und dieselben dicken Wackersteine, die du in die Vase gefüllt hast. Doch nun sollst du all dies in umgekehrter Reihenfolge in die gleiche Vase füllen. Also füllst du zunächst den Sand in die Vase, dann die Glasnuggets und dann die Wackersteine … Was glaubst du, geschieht? Die Wackersteine werden keinen Platz haben.

Es kommt also entscheidend darauf an, in welcher Reihenfolge diese Dinge in die Vase gefüllt werden! Wenn wir zuerst die dicken Steine einfüllen, dann die Glasnuggets und zum Schluss den Sand, kann sehr viel mehr in der Vase untergebracht werden, als wenn wir umgekehrt vorgehen. Probiere es gern einmal aus.

Aber was hat das mit Zeitmanagement zu tun? Diese Vase steht für deinen Tag, also die 24 Stunden. Die dicken Wackersteine stehen für die Prioritäten in deinem Leben. Also die wirklich, wirklich wichtigen Lebensbereiche. Die Glasnuggets sind die alltäglichen Pflichten und der Sand stellt die Zeitdiebe dar. Social Media ist für mich ein Beispiel dafür.

Wenn ich die Vase zuerst mit den unwichtigen Dingen fülle, dann noch die alltäglichen Verpflichtungen daraufpacke, bleibt am Ende nicht mehr genug Platz (Zeit) für die wichtigen Lebensbereiche. Möchte ich diese doch noch um jeden Preis hineinzwängen, ist das nicht zu bewältigen – hier beginnt der Stress. Im Experiment zerbricht die Vase.

Natürlich kann nicht jedes Ereignis geplant werden. Es wird immer Unvorhersehbares in unserem Leben geben. Auch hierfür sollten wir Zeitlücken mit einplanen. Das schafft Freiraum, der – falls er nicht gebraucht wird – womöglich einfach genossen werden darf.

> Lass nicht zu viele unwichtige Aufgaben in deinen Alltag. Du wirst viel entspannter sein, wenn du dich auf das wirklich Wichtige im Leben fokussierst.

Für Unvorhersehbares benötigen wir einen gut gefüllten Koffer an Handlungsalternativen, wie im Kapitel „Den Handlungsspielraum erweitern“ beschrieben. Es ist nicht die Situation selbst, die uns stresst, sondern wie wir diese bewerten.

Für alles Planbare hilft eine gute Priorisierung und Vorausplanung, um die Aufgaben auch ohne Stress zu bewältigen. Dann kannst du in Ruhe alles schaffen – so wie wir im ersten Teil des Experiments neben den wichtigen Dingen und Alltagspflichten sogar Zeitdiebe in die Vase füllen konnten.

In meiner Praxis schlage ich Familien hier gern einen Wochenplan vor. Es ist oft harmonischer, wenn sich die gesamte Familie zusammen z. B. am Sonntag die kommende Woche mit allen Aufgaben anschaut und diese gemeinsam plant. Du kannst natürlich auch nur für dich alleine einen Wochenplan gestalten. Gehe bewusst an diese Aufgabe und konzentriere dich auf die wirklich wichtigen Sachen. Und halte dich an deinen Plan, so gut es geht.

Den Leistungsanspruch runterschrauben

Hier komme ich zu einem Punkt, der mit inneren Überzeugungen zu tun hat. Leider kann ich hierzu keine aussagekräftigen Befunde benennen. Ich bitte dich, dir einfach einmal anzuschauen, was dein Anspruch an deine eigene Leistung ist.

Einige meiner behandelnden Ärzte haben mir berichtet, dass bei uns Bechtis oft ein hoher Leistungsantrieb zu beobachten sei. Sie bezogen sich jeweils auf ihre Einzelfallstudien, doch diese Berichte häuften sich. Da dies ein Erfahrungsratgeber ist, erlaube ich mir, meine individuelle Erfahrung hierzu heranzuziehen.

Schau bitte, ob es für dich passt. Falls nicht, geh einfach zum nächsten Kapitel weiter.

Der individuelle Leistungsanspruch wird in unserer Biografie durch sehr frühe Erfahrungen geprägt. Als Kinder glauben wir unseren engen Bezugspersonen, was sie sagen, wir übernehmen ihre Aussagen unkritisch und machen sie oft zu unserer eigenen Wahrheit. Diese Wahrheiten „wandern" dann je nach Quantität und Qualität in unser Unbewusstes und steuern von dort aus unwillkürlich unser Erleben und Verhalten. Das ist der Ursprung vieler innerer unbewusster Überzeugungen, die vielleicht damals für uns hilfreich waren – aber passen sie auch heute noch zu uns?

Diese Überzeugungen spielen auch bezüglich unseres Leistungsanspruchs eine große Rolle. Eine solche überholungsbedürftige alte Überzeugung könnte z. B. sein: „Ich muss viel leisten, um … (individuelle positive Konsequenz)." Wenn so eine Überzeugung zu einem früheren Zeitpunkt vielleicht geholfen hat, Teil einer Gruppe zu sein oder Liebe und/oder Aufmerksamkeit zu bekommen, lohnt es sich, sie zu überprüfen. Hat sie immer noch Bestand? Wenn nein: Wie kann ich diese unbewusste Überzeugung verändern?

Es liegt in der Natur der Sache, dass ein bewusster Zugang zu diesen Überzeugungen nicht so leicht gelingt. Dabei können kompetente Außenstehende helfen (siehe auch „So helfen Psychotherapeuten bei der Krankheitsbewältigung " auf Seite 54).

Bitte überprüfe für dich, ob dein Leistungsbild noch gut zu deiner Leistungsfähigkeit mit der Erkrankung passt. Wenn kein Leidensdruck vorhanden ist, gibt es kaum einen Grund zur Veränderung. Wenn aber Morbus Bechterew schon Schäden am Haltungsapparat hervorgerufen hat, wäre es „nicht zu bewältigen", die gleiche Leistung zu erbringen wie vollkommen unbelastete Personen. Sollten in diesem Fall dein Leistungswille und deine Leistungsfähigkeit immer weiter auseinanderdriften, ist eine neue Bewertung der Situation angezeigt.

Versuche dir daher bewusst zu werden, welches Leistungslevel zu dir passt und du wirklich erfüllen kannst. Setze es nicht zu niedrig an, denn sonst bist du nicht motiviert, etwas zu wagen und dich anzustrengen. Setze es aber auch nicht zu hoch an, denn sonst schlägt die Motivation schnell in Leistungsdruck um, welcher wiederum für Stress sorgt und Verspannungen und negative Gefühle auslöst.

Entspannungsmethoden

Wie wir im Kapitel „Die Rolle von Stress verstehen" ab Seite 81 gelernt haben, ist der Sympathikus unser „Alarmsystem" oder auch das System, das für Aktivierung steht. Der Parasympathikus ist sein Gegenspieler, also der Teil unseres autonomen Nervensystems, der für Regeneration und Entspannung zuständig ist. Im Normalfall kann nur einer von beiden aktiviert sein. Wenn wir lernen, ganz gezielt den Parasympathikus zu aktivieren, tragen wir zur Regeneration und zum Ausgleich bei. Ähnlich wie bei einer Waage wäre hier ein Gleichgewicht von Aktivierung und Regeneration günstig.

Es gibt zahlreiche Möglichkeiten, den Parasympathikus zu aktivieren, zum Beispiel mit Meditation, autogenem Training, progressiver Muskelentspannung nach Jacobson oder auch Waldbaden. Viele Entspannungskurse werden als Präventionsmaßnahme von den Krankenkassen gefördert oder gar komplett bezahlt. Informiere dich bei deiner Krankenkasse.

Den Augenblick genießen

Die positive Psychologie befasst sich insbesondere mit positiven Emotionen, dazu gehört auch Savouring (die Kunst, zu genießen). Barbara Frederickson hat mit der Broaden-and-Build-Theorie[26] einen zentralen Aspekt der Positiven Psychologie näher beschrieben. Sie hat herausgefunden, dass positive Emotionen – wie eben auch der Genuss – die menschliche Wahrnehmung erwei-

Resilienz beschreibt die Widerstandskraft der Seele.

tern und Ressourcen aktivieren. So konnten z. B. eine verbesserte Problemlösefähigkeit beobachtet werden, Teilnehmende konnten mehr auf ihre Kreativität zugreifen und zeigten eine bessere Reizverarbeitung. Diese Effekte sind auf neuronaler Ebene nachweisbar und nachfolgende Untersuchungen konnten langfristige Wirkung belegen. Das zeigte sich unter anderem in Form von neuen oder stabileren Beziehungen, dem Lösen von belastenden Problemen sowie der Entwicklung von Resilienz. Es kann ein gutes Gegengewicht zu den Stressoren sein und somit den Ausgleich fördern. Das alles können Effekte von Genießen sein.

Genuss ist das bewusste Wahrnehmen und Auskosten von positiven Emotionen, also auch eine Form der Achtsamkeit. Das heißt, es braucht die bewusste Aufmerksamkeitslenkung, um positive Emotionen wahrnehmen und auskosten zu können. Nur wenn ich im Hier und Jetzt bin, kann ich meine Aufmerksamkeit ganz bewusst auf etwas lenken – z. B. auf den Geschmack von dem Stück Schokolade, das langsam im Mund zergeht. Es ist eine gewisse Hinwendung notwendig und die Bereitschaft, sich angenehmen Gefühlen zu öffnen, denen eine sinnliche Wahrnehmung voranging (sehen, hören, tasten, riechen, schmecken). Hilfreich ist dabei, wenn wir an zuvor erlebte positive Erfahrungen anknüpfen können. Bei mir ist das beim Geschmack von Schokolade der Fall.

Etwas bewusst zu essen, ist ein Beispiel für ein nach innen gerichtetes Genusserlebnis. Hier werden durch den sinnlichen Genuss des Lebensmittels positive Emotionen erzeugt. Genuss kann sich jedoch auch nach außen richten. So kann der Anblick eines völlig klaren Bergsees Staunen oder Bewundern (im positiven Sinne) auslösen – wir genießen den Moment. Beide Beispiele beschreiben die intuitive Wahrnehmung eines Moments.

Genießen

Nimm dir ganz bewusst Zeit und genieße ein Lebensmittel, das du sehr gern magst. Zelebriere schon die Auswahl des Lebensmittels und freue dich auf den Moment, in dem du es zu dir nehmen kannst. Erinnere dich vielleicht sogar an das letzte Mal, als du es gegessen hast und es angenehme Emotionen verursacht hat.
Bereite das Lebensmittel ggf. ganz in Ruhe zu.
Führe es langsam zu deinem Mund und nimm den Geruch ganz bewusst wahr.
Öffne deinen Mund und leg dir das Essen auf die Zunge. Nimm die Konsistenz wahr, die Temperatur und lass es langsam auf der Zunge zergehen. Kaue es langsam und genussvoll.
Nimm bewusst wahr, wie sich die Konsistenz verändert, nimm den Geschmack wahr.
Begrüße die angenehme Emotion, die sich in dir ausbreitet.

Wir können Genuss auch als das Erleben von angenehmen Emotionen kognitiv verarbeiten und mit Sprache beschreiben. Wird das durch einen äußeren Reiz angestoßen, beschreiben wir dies mit Dankbarkeit. Die zweite Variante des eher kognitiv verarbeiteten Genusses ist Stolz. Dieses Gefühl, auf etwas stolz sein zu können, ist von innen initiiert. In beiden Fällen ist es leichter, die Emotion mit Worten auszudrücken.

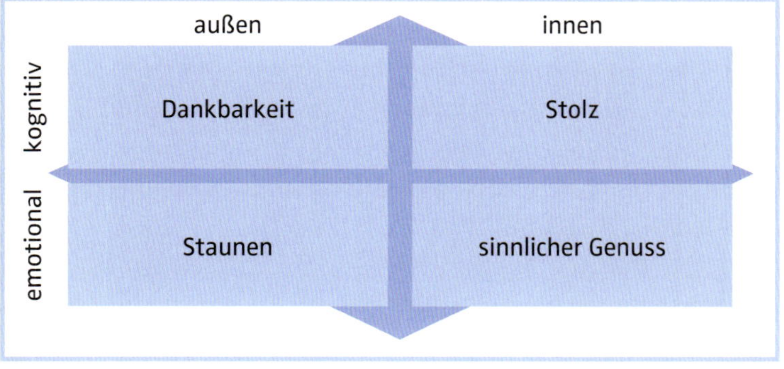

Die Dimensionen des Genießens

> Wichtig ist, dass du auf dich und dein ganz individuelles Erleben achtest. Finde das, was dir Genuss bereitet.

Genuss wird von Mensch zu Mensch unterschiedlich erlebt. Nur weil ich persönlich gern Schokolade esse und genießen kann, ist diese für eine andere Person noch lange kein Genussmittel. Hier geht es um dich. Auch dies ist ein Teil deiner Selbstfürsorge. Aktiviere deine kindliche Neugier und entdecke im Sinne des Genießens deine Welt neu. Finde heraus, was dir ganz persönlich Genussmomente beschert. Vielleicht ist der Genuss einer schönen Tasse Tee am Nachmittag deine ganz persönliche Entspannungsmethode. Oder du fühlst dich ruhig und gelassen, wenn du einen Baum umarmst. Egal, was es ist – mach einfach mehr davon.

Sei neugierig und finde deine ganz persönlichen Wege zur Entspannung.

Autogenes Training

> Autogenes Training ist eine mentale Entspannungstechnik, die du jederzeit und fast überall anwenden kannst.

Autogenes Training ist ein Entspannungsverfahren, das auf Autosuggestion beruht. Der Psychiater Johannes Heinrich Schultz entdeckte in seiner Arbeit den Zusammenhang zwischen den Gedanken und Körperreaktionen und entwickelte daraus Anfang der 1920er-Jahre das autogene Training. Mit dieser Methode kannst du lernen, selbst auf deinen Körper Einfluss zu nehmen. Die positive und gesundheitsfördernde Wirkung wurde in zahlreichen Studien empirisch untersucht und belegt.[27] Autogenes Training vermag nicht nur Entspannung herbeizuführen, es ist auch gut für das Selbstbewusstsein, kann Stress reduzieren, Symptome von Depressionen und psychosomatischen Beschwerden lindern und den Blutdruck senken. Ferner lernst du dadurch, dich gezielt zu fokussieren, was auch die Konzentrationsfähigkeit verbessert.

Um zu verstehen, wie autogenes Training funktioniert, hilft die folgende Übung:

Nimm dir einen Moment Zeit und triff die bewusste Entscheidung, dich deiner inneren Wahrnehmung zu öffnen. Beobachte für einen Moment deine Atmung. Lass sie kommen und gehen und nimm wahr, wie dein Brustraum sich bei jeder Einatmung öffnet und du neue Kraft in dich strömen lässt – und wie du bei jeder Ausatmung alles loslässt, was du nicht mehr brauchst.

Wenn du so weit bist, nimm deine Hände wie eine Schale vor deine Brust und stelle dir vor, du hältst eine Zitrone darin. Stelle dir diese Zitrone ganz plastisch vor:

- Welche Farbe hat die Zitrone?
- Wie fühlt sich die Oberfläche der Zitrone an? Stell es dir ganz genau vor.
- Wie schwer wiegt die Zitrone in deiner Hand?
- Welche Temperatur hat sie?
- Wie groß ist die Zitrone?
- Schnuppere daran: Welchen Geruch nimmst du wahr?
- Dann stelle dir vor, wie du in die Zitrone hineinbeißt.
- Verziehen sich deine Gesichtsmuskeln? Kannst du die Zunahme von Speichelfluss bemerken?

Bei vielen Menschen kann diese rein gedankliche Vorstellung, in die Zitrone hineinzubeißen, damit verbundene Körperreaktionen aktivieren. Ohne dass die Zitrone vorhanden ist – nur mit der Kraft der Gedanken. Sogar unwillkürliche Reaktionen des Körpers wie der Speichelfluss können damit gezielt herbeigeführt werden.

Zu den unwillkürlichen Körperreaktionen gehören z. B. auch die Atmung und der Herzschlag. Wie wir im Kapitel Stress gelernt haben, sind diese bei der Aktivierung des Sympathikus eher schnell. Wenn wir also in der Lage sind, Atmung und Herzschlag ganz gezielt zu verlangsamen, können wir gezielt den Parasympathikus aktivieren – den Gegenspieler des Alarmsystems. Und da in der Regel nur das eine *oder* das andere System zur gleichen Zeit aktiviert sein kann, hat das Alarmsystem dann Pause.

Wir können also lernen, mithilfe unserer Vorstellungskraft und Gedanken Einfluss auf willkürliche und unwillkürliche Körperreaktionen zu nehmen. Im autogenen Training machst du dir genau diesen Wirkmechanismus zunutze. Mit deiner Vorstellungskraft und vorgegebenen Formeln gibst du deinem Körper sozusagen die Anweisung, ruhiger zu werden. Diese Formeln bauen aufeinander auf und haben eine festgelegte Reihenfolge.

Kurse zum autogenen Training werden von den Krankenkassen mit bis zu 100 Prozent bezuschusst. Bei deiner Krankenkasse erhältst du Informationen über Anbieter.

Es beginnt mit der Ruheformel: „Ich bin ganz ruhig, ich bin ganz entspannt“, darauf folgt eine Formel, die sich mit der gefühlten Schwere des Körpers beschäftigt („Mein rechter Arm ist ganz schwer“). Danach wird das Gefühl der Wärme fokussiert („Mein rechter Arm ist ganz warm“) und im weiteren Verlauf folgen Formeln für eine ruhige Atmung, einen warmen Bauch, ein ruhig schlagendes Herz und schließlich zu einer angenehm kühlen Stirn.

Es ist wichtig, die Wirkweise und den Ablauf des autogenen Trainings genau zu kennen. Je besser du es nachvollziehen kannst, desto bessere Wirksamkeit kannst du damit erzielen. Das autogene Training ist relativ einfach zu erlernen. Du kannst es dir anhand von Büchern selbst beibringen, es gibt aber auch sehr viele Kurse dafür. Mit der Zeit kannst du es problemlos selbstständig ausführen.

Waldbaden

Der japanische Begriff „Shinrin Yoku“ heißt übersetzt etwa „Baden in der Atmosphäre des Waldes“. In Deutschland wird es schlicht „Waldbaden“ genannt. Der Begriff wurde 1982 vom japanischen Ministerium für Landwirtschaft, Forst und Fischerei geprägt. In Japan beschäftigen sich Wissenschaftler bereits länger mit den Heilkräften des Waldes, und seit einiger Zeit erobern die Ergebnisse auch die westliche Welt.

Beim Waldbaden geht es darum, in den Wald einzutauchen, sich seine heilsamen Kräfte auf vielen verschiedenen Ebenen nutzbar zu machen. Ein wichtiges Element sind die Terpene, von den Pflanzen und Bäumen ausgeschüttete Botenstoffe, denen eine günstige Wirkung auf den Körper nachgewiesen werden konnte. Sie senken z. B Blutdruck und Puls, erhöhen die Herzratenvariabilität (ein Indikator für Regeneration), verringern die Konzentration von Stresshormonen wie Cortisol und Adrenalin und schalten das Nervensystem auf Regeneration um.[28]

Der Aufenthalt im Wald wirkt sich auch positiv auf die Aktivität der natürlichen Killerzellen im Körper aus und dieser Effekt hält sogar über mehrere Tage an. Somit ist es ein prima Immunbooster.

Morbus Bechterew ist als chronische Schmerzerkrankung sehr häufig eine Belastung für die Psyche. Daher sind z. B. Depressionen eine typische Begleiterkrankung (siehe Seite 40). Auch hier kann das Waldbaden helfen, denn es hat viele positive Auswirkungen auf die Psyche.

Die Begründerin der EMDR-Traumatherapie, Francine Shapiro, hat diese Therapieform aufgrund einer zufälligen Entdeckung entwickelt: Sie ging mit sorgenvollen Gedanken in den Wald und ihr Blick wurde durch das Wechselspiel des Lichts kontinuierlich von links nach rechts gelenkt – sie bemerkte, dass der subjektiv empfundene Leidensdruck geringer wurde. Diese Beobachtung verfolgte sie durch wissenschaftliche Studien und entwickelte daraus die sehr wirksame Therapieform EMDR.

Waldbaden ist also eine wunderbare weitere Möglichkeit für uns Bechtis, unsere Handlungsmöglichkeiten zu erweitern. Es entspannt, fördert die Gesundheit und hilft, die Beweglichkeit zu erhalten oder neu zu schaffen.

Anleitung zum Waldbaden

Damit das Waldbaden dich nicht nur entspannt, sondern auch seine volle gesundheitsförderliche Wirkung entfalten kann, solltest du dir mindestens zwei Stunden Zeit nehmen. Nach zwei Stunden im Wald steigt die Anzahl der natürlichen Killerzellen in deinem Körper für eine Woche an! ▶▶

Verlangsame ganz bewusst dein Tempo: Schlendere und gehe gemütlich. Tauche in die Atmosphäre des Waldes ein.
Gönne dir Pausen: Mache langsam. Lass die Seele nachkommen.
Wahrnehmen: Erlebe, was dich umgibt, aber ohne Leistungsdruck. Staune, genieße die Formen, Farben, Gerüche und Geräusche des Waldes. Berühre eine Rinde, lehne dich an einen Stamm, setze dich auf einen Baumstumpf. Entdeckst du einen Bach, schau aufs Wasser, steig mit den Füßen hinein, wenn du magst.
Entdecken: Sei im Hier und Jetzt. Gehe mit offenem, wachem Blick, entdecke Bekanntes neu, sammle Steine, Eicheln oder Kastanien.
Bewegung: Nutze ohne Anstrengung die „Fitnessgeräte" des Waldes – balanciere über Baumstämme o. Ä. Wenn du Yoga üben möchtest, kann dein Körper noch mehr Sauerstoff aufnehmen.
Achtsamkeit: Lass das Vergangene im Gestern und das Unsichere im Morgen – wende dich nur dem *Jetzt* zu. Nimm den Moment in dich auf – staune vorbehaltlos, nimm Eindrücke wertfrei wahr.
(Augen-)entspannung: Lass deine Augen in die Ferne schweifen. Reibe deine Handflächen aneinander und lege anschließend die warmen Hände für einen Moment auf die geschlossenen Augen. Nimm die Veränderung wahr, wenn du die Augen wieder öffnest.
Atemübungen: Suche dir einen angenehmen Platz und beobachte deinen Atem – lass ihn kommen und gehen.
Meditation: Beruhige deine Gedanken.
Genieße die Stille …

Umgang mit chronischen Schmerzen

Bechterew gehört zu der Gruppe der chronischen Schmerzerkrankungen. Die Entzündungen oder auch die bereits eingetretenen Schäden am Haltungsapparat führen sehr oft zu Schmerzen.

In diesem Erfahrungsratgeber geht es darum, dir hilfreiche Methoden an die Hand zu geben, wie du dein Leben mit Morbus Bechterew leichter und lebensfroher gestalten kannst. Schmerzen kommen bei dieser Vorstellung sicher kaum vor, nicht wahr? Schmerzen sind aber auch ein Teil der Krankheit. Wenn sie sich also bemerkbar machen, gibt es einiges, was du tun kannst, damit es sich leichter anfühlt – im Sinne der Selbstermächtigung ein wichtiger Punkt.

Schmerzen neu bewerten

Unser Erleben und die körperliche Reaktion hängen eng mit unserem Denken zusammen. Wie wir eine Situation also wahrnehmen und diese *bewerten,* hat entscheidenden Einfluss auf die Reaktion unseres Körpers. Mit Blick auf Schmerzen bedeutet das: Wir nehmen einen Schmerz wahr, womöglich kommt uns dieser bekannt vor. Anschließend wird diese Information in unserem Gehirn bewertet, damit unser Körper darauf reagieren kann.

> Schmerz hat unter anderem eine Schutzfunktion: Wenn wir unsere Hand in die Nähe einer Flamme halten, ist es sehr hilfreich, wenn Schmerz uns ein Warnsignal sendet und wir unsere Hand wegziehen.

Schauen wir uns das etwas genauer an. Wir nehmen einen Schmerzreiz wahr, unserem Körper fällt auf, dass hier etwas nicht stimmt. Hierfür besitzen wir ein weit verzweigtes System von Schmerzrezeptoren. Sie schlagen Alarm bei Verletzungen, bei Entzündungen, wenn es zu heiß wird oder zu kalt etc. Vom Ort der Wahrnehmung aus leiten sie dies als Signal über das Rückenmark an den Thalamus in unserem Gehirn, den mir meine Ärzte auch als „Schmerztor“ beschrieben haben.

Im Kapitel Stress beschreibe ich, wie wichtig die Bewertung wahrgenommener Signale ist (siehe ab Seite 81). Das spielt auch bei den Schmerzen eine Rolle. Im Thalamus wird nun also dieser Schmerzreiz nach seiner Dringlichkeit bewertet. Das heißt, an dieser Stelle entscheidet sich, ob uns der Schmerz bewusst wird. Denn nur wenn im Thalamus „entschieden“ wird, dass der Reiz wichtig genug ist, ihn an unsere Großhirnrinde weiterzuleiten, lenken wir genügend Ressourcen dahin.

Stelle dir vor, du bist in der Dunkelheit mit einer Taschenlampe unterwegs: Du entscheidest, worauf du die Taschenlampe richtest und damit auch, was du sehen kannst – also was dir bewusst wird – oder eben nicht. So macht es auch unser Thalamus. Wenn er den Schmerz als nicht bedrohlich bewertet, schenkt er dem Reiz keine weitere Aufmerksamkeit – der Schein der Taschenlampe richtet sich ganz schnell wieder auf andere Dinge.

Das „Schmerztor" ist zunächst offen für aufsteigende Informationen aus dem Körper. Es ist dabei nur in eine Richtung durchgängig – im Normalfall. Alle ankommenden Informationen können also zunächst „eintreten". Dann entscheidet die Bewertung im Thalamus, was anschließend geschieht.

Stellen wir uns den Thalamus wieder als Empfangskraft eines Unternehmens vor, bei der alle Personen (= Informationen) an-

TinA und das „Schmerztor"

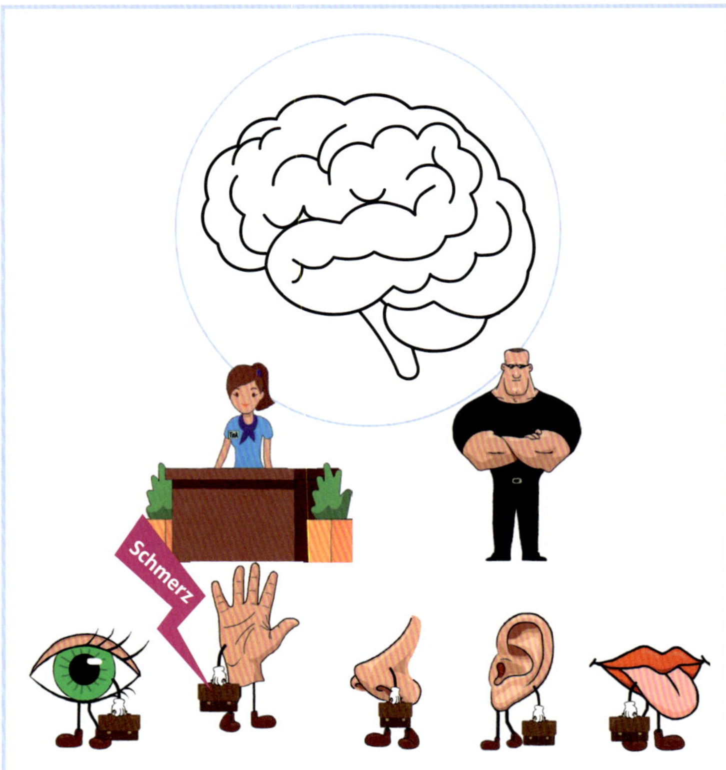

kommen. Werden sie als wichtig bzw. bedrohlich bewertet, dürfen sie eintreten und es wird eine Reaktion ausgelöst. Werden sie hingegen als unwichtig oder nicht bedrohlich bewertet, verflüchtigen sie sich.

Das ABC-Modell

Es gibt Umstände, die zu einer dauerhaften Reizung der Schmerzrezeptoren führen. Wenn z. B. die auslösende Ursache nicht behandelt wird und nicht ausheilen kann, herrscht Daueralarm. Unser Schmerztor ist dann dauerhaft geöffnet, weil so viele Reize ankommen. Das wiederum kann dazu führen, dass die Schmerzrezeptoren immer sensibler reagieren und der Körper entwickelt so etwas wie ein „Schmerzgedächtnis".

Sich an neue Gegebenheiten anzupassen, wurde uns in die Wiege gelegt. Und so „lernt" auch unser Gehirn, sich an diese dauerhaften Schmerzreize anzupassen und speichert diesen Schmerz als bekannt ab. Dies führt dazu, dass entsprechende Signale viel empfindlicher wahrgenommen, mitunter auch „fehlerhaft" als bedrohlich bewertet werden und vermehrte Aufmerksamkeit bekommen. Das heißt, wir lenken *fälschlicherweise* vermehrte Aufmerksamkeit auf den Schmerz, was die Wahrnehmung desselben verstärkt, auch wenn es vielleicht ein gar nicht so intensiver oder bedrohlicher Reiz ist. Als ob wir nicht nur mit der Taschenlampe, sondern zusätzlich mit einer Lupe auf diese Schmerzinformation schauen würden. An diesem Punkt helfen oft die bisher wirksamen Medikamente, Ruhe und Erholungsphasen nicht mehr so gut.

Auch dabei spielen unsere Gedanken eine große Rolle. Wenn unser Alarmsystem sich auf einen bestimmten Reiz spezialisiert hat und wachsam auf kleinste Anzeichen reagiert, springt die ganze Maschinerie bereits bei sehr minimalen Reizen an. Es entsteht ein unguter Kreislauf aus Gedanken und körperlichen Reaktionen.

Der Teufelskreis der Schmerzen

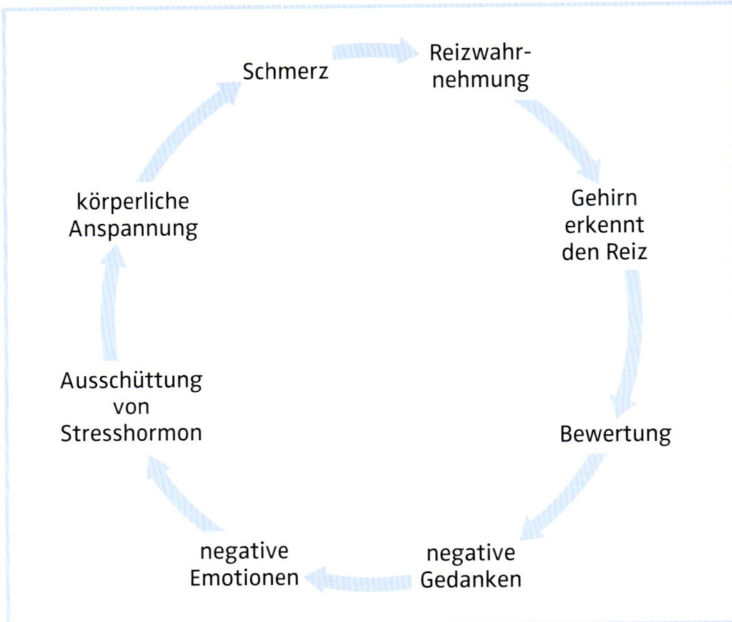
Schmerz
Reizwahrnehmung
Gehirn erkennt den Reiz
Bewertung
negative Gedanken
negative Emotionen
Ausschüttung von Stresshormon
körperliche Anspannung

Schmerz wird wahrgenommen, der Thalamus erkennt ihn und bewertet ihn (womöglich als wichtiger, als er tatsächlich ist), emotionale Erfahrungen schalten sich mit ein und führen zu einer negativen Erwartungshaltung mit Gedanken wie „Oh nein, nicht schon wieder!“, „Jetzt falle ich schon wieder aus“, „Was soll ich denn noch alles machen?“, „Immer ich“. Mit diesen Gedanken gehen dann Emotionen wie Wut, Angst oder Ohnmacht einher.

Das führt zur Ausschüttung von Stresshormonen, die wiederum zu körperlicher Anspannung und zur Verstärkung des Schmerzes führen. Fertig ist der „Teufelskreis der Schmerzen“.

Die kognitive Psychologie beschäftigt sich damit, wie man eine solche negative Bewertungsspirale verändern kann. Ein Weg ist das ABC-Modell der Emotionen: Es ist ein Verfahren der gedanklichen Umbewertung, wurde von Albert Ellis[29] entwickelt und findet heute vielfältige Anwendung in der Verhaltenstherapie.

Bei unserer TinA (siehe Seite 83) kommt zunächst eine Information an, das entspricht im Modell dem A, der Ausgangssituation. Bezogen auf die Schmerzen könnte das der Schmerzreiz sein.

Dann folgt die Bewertung der eintreffenden Informationen. Dabei ist unsere TinA mit einem Grundwissen ausgestattet und lernt täglich durch unsere individuellen Erfahrungen dazu. So könnte z. B. eine mögliche Bewertung des Schmerzreizes sein „Das ist ja furchtbar – wenn das nicht besser wird, kann ich nicht mehr arbeiten" oder es treten Zukunftssorgen auf. Das entspricht im Modell B, den Überzeugungen.

Ungute Erwartungen sorgen für negative Emotionen und entsprechende körperliche Reaktionen, wie Stress, Verspannung, Verstärkung der Schmerzen. Das finden wir unter C als Konsequenzen beschrieben. Alle Punkte interagieren miteinander.

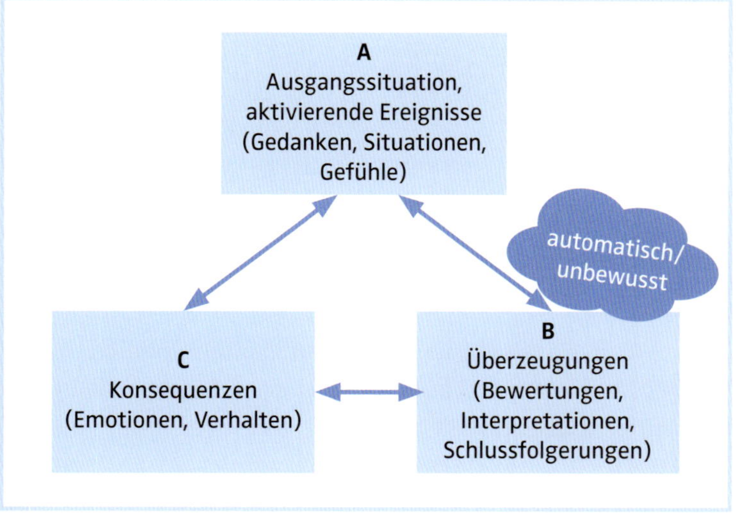

Das ABC-Modell der Emotionen

Wie lässt sich dieser dysfunktionale Kreislauf unterbrechen?

Zuerst ist es wichtig, sich diese unbewusst ablaufenden Phasen bewusst zu machen, dabei kann ein Schmerztagebuch (siehe unten) sehr hilfreich sein. Wenn du diese Phasen dann wahrnehmen kannst (vielleicht findest du auch wiederkehrende Situationen, Gedanken), kannst du sie getrennt voneinander genauer betrachten.

A Welche Situation, welche Gedanken sind bei mir die Auslöser?

B Wie bewerte ich diese Situation? Welche automatischen Gedanken folgen?

C Welche konkreten Gefühle oder Stimmungen folgen?

Als Nächstes überlegst du dir, wie die positive Umbewertung der unter B bisher automatisch auftauchenden Gedanken lauten könnte.

Auf die Schmerzen bezogen, könnte das wie folgt aussehen:

Bewertungen haben Folgen

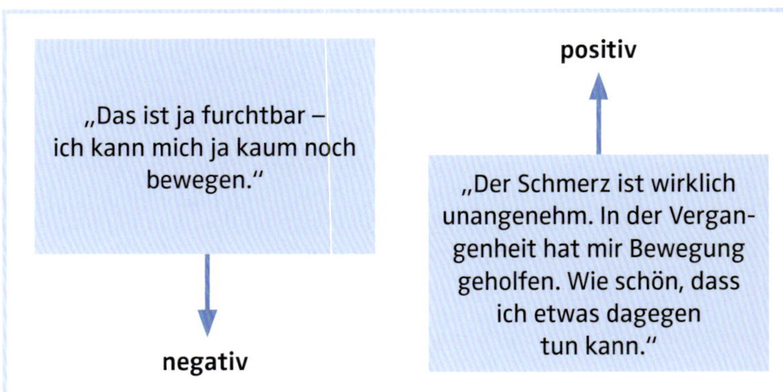

Das „neue B" ist der entscheidende Punkt zum veränderten Erleben der Ausgangssituation. Folgende Fragen können dich dabei unterstützen, das „neue B" zu finden:

- Was wäre jetzt noch schlimmer?
- Könnte meine Bewertung weniger negativ sein?
- Ist das wirklich eine Bedrohung oder doch eher eine Herausforderung?

- Was wäre jetzt lösungsorientiert?
- Wie ließe sich das Beste daraus machen?
- Wie habe ich eine ähnliche Herausforderung in der Vergangenheit gemeistert?
- Wo habe ich schon kleine Erfolge erlebt? Wie habe ich das geschafft?

Dieses Verfahren benötigt etwas Übung und Zeit – und gelingt auch nicht immer. Doch durch kontinuierliches Üben kannst du nach ca. 22 Wochen mit positiven Veränderungen rechnen.

Schmerztagebuch

Ein Schmerztagebuch zu führen, kann bei der Umsetzung des ABC-Modells hilfreich sein. Weiter vorne habe ich es empfohlen, damit du auf die Termine bei deinem Arzt gut vorbereitet bist. Es hat aber noch weitere Vorteile, wenn du deine Schmerzen über einen längeren Zeitraum hinweg dokumentierst. Da du in dem Schmerztagebuch auch notierst, wann und wo genau die Schmerzen auftreten, was an der Situation besonders war, wie du dich gefühlt hast etc., kann es womöglich Hinweise auf Stressoren geben, die den Schmerz auslösen. Die folgende Vorlage ist ein Vorschlag, du kannst weitere Punkte ergänzen, die du für wichtig hältst, z. B. Informationen zum Schlaf oder zu Medikamenten. Du kannst auch ein Online-Schmerztagebuch nutzen, wie es z. B. die App Pain Tracer bietet.

> Ein Schmerztagebuch zu führen, kann dir noch mehr Handlungsspielraum zur Krankheitsbewältigung geben.

Notiere möglichst direkt im Anschluss (oder so zeitnah, wie möglich) an das erste Auftreten des Schmerzes alles, was in der Vorlage angegeben ist. Nach einiger Zeit kannst du womöglich einen „kleinsten gemeinsamen Nenner“ erkennen. Vielleicht findest du Hinweise darauf, was bei dir häufig zum Auftreten von Schmerzen führt und hast so eine Möglichkeit, genau dort anzusetzen.

Schmerztagebuch

von: ______________________________

ZEITPUNKT (DATUM, UHRZEIT)	SITUATION	STÄRKE DES SCHMERZES AUF EINER SKALA VON 1 BIS 10	REAKTION DES KÖRPERS

GEDANKEN (IN DEM MOMENT)	EMOTION (IN DEM MOMENT)	MEIN VERHALTEN (IN DEM MOMENT)

Akzeptanz und Commitment

Als nach dem letzten Krankheitsschub meine Vorräte an Medikamenten aufgebraucht waren, führte mich das zu meiner Hausärztin. Während wir im Gespräch das eine oder andere thematisierten, meinte ich so nebenbei, dass ich die Krankheitsaktivität doch recht gut eindämmen konnte.

Als sie dann anführte, wie viele Medikamente ich verbraucht hatte, war das für mich zunächst schockierend. Aber sie hatte recht. Ich hatte mehr Medikamente eingenommen als gedacht. Im Vergleich zu anderen Betroffenen waren es zwar wenig, aber nach meiner eigenen Maßgabe, durch die Lebensführung etc. möglichst gar keine zu brauchen, immer noch zu viele.

In meinem Blog habe ich immer versucht, einen positiven und aktiven Umgang mit Morbus zu beschreiben. Und das ist für mich tatsächlich ein sehr guter und konstruktiver Weg, damit umzugehen. Ich glaube fest, dass mir diese Art der Krankheitsbewältigung sehr geholfen hat.

Allerdings ist mir durch das Gespräch mit meiner Ärztin auch klar geworden, dass mir anscheinend ein weiterer Aspekt geholfen hat, mit meinem Freund Morbus in der ersten Zeit gut umzugehen.

Es gibt Bewältigungsstrategien der Seele, die eine schmerzhafte Erkenntnis (zunächst) nicht zulassen, um uns vor der Wucht und den Ausmaßen zu schützen. Morbus Bechterew ist eine unheilbare und chronische Erkrankung, deren schwere Verläufe tatsächlich sehr bedrohlich erscheinen können. Es gelang mir lange Zeit gut, mich an den positiven und aktiven Möglichkeiten festzuhalten und somit *Halt* zu finden. Denn wie ich schon geschrieben habe, kann einem diese Diagnose den Boden unter den Füßen wegziehen.

Ich hatte mich bisher erfolgreich dagegen gewehrt, die Erkenntnis an mich heranzulassen, dass Morbus mich bereits gezeichnet hat. Von den Verknöcherungen bis hin zu den notwendigen Änderungen in der Lebensführung. Und dass ich in den letzten Monaten ein vermehrtes Ruhebedürfnis hatte bzw. nach Anstrengungen mehr Regeneration brauchte als zuvor – das hatte ich komplett verdrängt.

Doch ich bin dankbar für diese Konfrontation mit der Realität. Ich bin davon überzeugt, dass unser Unbewusstes unsere beste Schutzinstanz ist. Es weiß genau, welche Erkenntnis für uns gut ist und vor welcher es uns durch entsprechende Strategien schützen muss.

Sich der Realität zu stellen, ist wichtig. Aber es muss der richtige Zeitpunkt dafür sein.

Noch vor einiger Zeit hätte ich diesen dezenten Hinweis meiner Ärztin vermutlich „überhört“. Da ich ihn jedoch nunmehr wahrgenommen habe und die Realität sehen konnte, glaube ich, dass der richtige Zeitpunkt für den nächsten Schritt der Krankheitsbewältigung gekommen ist: Akzeptanz!

Im verhaltenstherapeutischen bzw. -analytischen Ansatz ist Akzeptanz nicht im Sinne einer passiven Opferhaltung zu sehen, auch nicht als Fähigkeit, Probleme klaglos zu erdulden. Vielmehr geht es darum, sich selbst anzunehmen, so, wie man ist. Mit allem, was dazugehört. Das sind unter anderem auch die Erkrankung und das, was sie mit uns macht, und die hierbei entstehenden Gefühle.

Die Akzeptanz- und Commitment-Therapie ACT[30] ist ein Therapieansatz, der darauf abzielt, sich mit den Fakten und Gefühlen aktiv auseinanderzusetzen und sie nicht zu verdrängen – wenn der richtige Zeitpunkt gekommen ist. Vermeidungsverhalten soll abgebaut (Acceptance) und Handeln, Engagement (Commitment) soll aufgebaut werden. Der Fokus liegt auf der aktiven Bewältigung.

Vielleicht auch im Sinne des großen Philosophen Sokrates, der einst sagte: „Konzentriere nicht all deine Kraft auf das Bekämpfen des Alten, sondern darauf, das Neue zu gestalten.“

Genau darum geht es in diesem Buch: Den eigenen Handlungsspielraum zu erkennen, im Sinne der Selbstermächtigung.

Es geht darum, sich auf seine Werte zu besinnen, auf die eigenen Kompetenzen und das, was man gut kann. Ein weiterer wichtiger Aspekt ist die Zukunftsorientierung.

Schau dir – vielleicht auch mit externer Unterstützung – genau an, mit welchen dir aktuell zur Verfügung stehenden Mitteln du ein sinnerfülltes und vitales Leben führen kannst. Vielleicht ist die eine oder andere Veränderung nötig, mag sein. Doch was ist die Alternative? Mitunter ist auch etwas Abstand nötig, damit klares Nachdenken und Planen wieder möglich ist und nicht von den eigenen Gefühlen beeinträchtigt wird. Deshalb ist der Aspekt der Achtsamkeit und Aktivierung des Parasympathikus hier nicht zu vernachlässigen.

Erfolgreich im Beruf mit Morbus Bechterew

Wenn wir Menschen befragen, woran sie selbstbewusste Personen erkennen, hören wir häufig, dass diese erfolgreich in ihrem Beruf sind.

Selbstbewusstsein ist der subjektiv empfundene Wert, den Menschen sich selbst und ihren Fähigkeiten zuschreiben. Und man könnte sagen, es ist das Wissen um die eigenen Stärken und Schwächen und um die Wirkung, die man erzielt. Zum einen, wie man selbst auf andere wirkt, aber auch, was man in der Lage ist zu bewirken. Und hier kommt der Erfolg ins Spiel: Selbstbewusstsein ist verbunden mit dem Wissen um den eigenen Handlungsspielraum, der in die Lage versetzt, durch eigene Bemühungen ein gewünschtes positives Ergebnis zu erzielen (= Erfolg).

Daher ist es sehr wichtig für uns Bechtis, vor unserer Erkrankung nicht die Augen zu verschließen und nicht einfach so zu tun, als ob wir vollkommen uneingeschränkt in allen Bereichen so leistungsfähig wären wie nicht erkrankte Personen. Es geht darum, die vorhandenen Ressourcen gut zu erkennen und diese gezielt einzusetzen. Und das, was außerhalb unseres eigenen Handlungsspielraumes liegt, durch andere Mittel und Wege zu erreichen. ▶▶

Vielleicht ist es auch hilfreich, externe Berater hinzuzuziehen, um die eigenen Möglichkeiten herauszuarbeiten. Und wenn eine gute Arbeitsbeziehung besteht, ist es überlegenswert, dem Arbeitgeber von der Erkrankung zu berichten. Dabei sollte man aber die Chancen und Risiken gut gegeneinander abwägen und bedenken, dass Menschen dazu neigen, bezüglich Personen mit Behinderung unbewusst gewisse Stereotype heranzuziehen. So werden z. B. Menschen mit Behinderungen – gleich welcher Art diese Behinderung auch ist – häufig als wenig kompetent, jedoch sehr „warm" eingeschätzt. Das gilt so ähnlich übrigens auch Frauen, was es Frauen mit Behinderung doppelt so schwer macht, sich beruflich zu etablieren.

Auch ich habe in meinem Berufsleben mit Vorurteilen zu kämpfen, da ich mich bewusst dazu entschlossen habe, offen mit meiner Erkrankung umzugehen. Das hat zur Folge, dass ich meine Kompetenz häufig ganz gezielt und vermehrt unter Beweis stellen muss, um dieses stereotype Bild bei meinen beruflichen Partnern auszugleichen. Wenn wir jedoch von diesem Umstand wissen, können wir uns darauf einstellen.

Das kann einen erhöhten Aufwand bedeuten, wie z. B., einen Fachvortrag zu halten, damit deine Kompetenz offensichtlich wird. Oder du schreibst einen Erfahrungsratgeber ...

Wissenswert ist vielleicht auch, dass Arbeitgeber mitunter durch den Grad der Behinderung des Mitarbeiters einen wirtschaftlichen Vorteil und damit einen Anreiz haben, Menschen mit Behinderung zu beschäftigen. Entsprechende Ausgleichszahlungen müssen nicht mehr oder nur eingeschränkt abgeführt werden.

Für dein Arbeitsleben möchte ich dir raten, zunächst einmal gut hinzuschauen, was dir uneingeschränkt und eingeschränkt möglich ist, und dann einen Ausgleich für die eingeschränkten Tätigkeiten zu finden.

Vielleicht ist es auch notwendig, deinen Arbeitstag neu zu strukturieren, um weiterhin voll im Berufsleben stehen zu können. Je besser du dich an die neuen Umstände anpassen kannst, desto höher sind deine Erfolgsaussichten. ▸▸

Plane vielleicht eine etwas längere Mittagspause ein, damit du genug Zeit für eine kurze Entspannungsübung hast. Damit kannst du deine Kraftreserven wieder auftanken und bist für eine weitere Arbeitsphase wieder leistungsfähiger.

Meine abschließende Empfehlung lautet aber: Übe eine für dich sinnstiftende und erfüllende berufliche Tätigkeit aus, denn die Freude am Arbeiten kann so eine Kraftquelle sein.

Den Morbus zu deinem Freund machen

Heute habe ich einen guten Umgang mit meiner Erkrankung gefunden, doch bis es so weit war, hatte mein Freund Morbus bereits einiges bewirkt. Es kam zu ersten Verknöcherungen, die wiederum zu einer Schonhaltung und damit zu Haltungsschäden geführt hatten. Das kann ich nicht ungeschehen machen. Daher ist es trotz der annähernden Symptomfreiheit dieser Tage immer wieder notwendig, sich diesen alten Schäden zuzuwenden.

Als mich mein behandelnder Orthopäde unerwartet mit meinen Bewegungseinschränkungen konfrontieren musste, reagierte ich mit fast kindlichem Trotz. „Jetzt betreibe ich schon so großen Aufwand und habe noch immer Schmerzen“, dachte ich wütend. Aber ich musste mir zu diesem Zeitpunkt eingestehen, dass ich mich in letzter Zeit zu wenig um meinen Freund Morbus gekümmert hatte.

Die Macht der Gedanken

Vielleicht ist jetzt ein guter Zeitpunkt, euch davon zu erzählen, warum und wie ich die Erkrankung zu „meinem Freund Morbus“ gemacht habe.

Als ich die Diagnose Morbus Bechterew bekam, befand ich mich zunächst in eine Art Schockstarre. All das Halbwissen, das ich mir im Internet zusammensuchte, machte mir Angst vor der

Zukunft. Als diese Starre nachließ, suchte ich nach Wegen, damit umzugehen. Die aufklärenden Gespräche mit meiner Hausärztin haben dabei sehr geholfen. Noch bevor ich auf die London-AS-Diät stieß, hatte ich bereits begonnen, mich gedanklich mit der Erkrankung auseinanderzusetzen. Ich bin davon überzeugt, dass die Macht der Gedanken in jeder Lebenslage eine große Kraftquelle darstellt, und so habe ich – stellenweise mithilfe einer lieben Kollegin – versucht, einen positiven Nutzen der Erkrankung zu finden. Das klingt paradox? Ist es aber ganz und gar nicht.

Stressfrei leben

Seit der Diagnose hatte ich ein Schmerztagebuch geführt und so herausgefunden, dass sich in den Lebenssituationen, in denen ich unter besonderem Stress litt, auch vermehrt Schmerzschübe zeigten. Mit meiner Kollegin konnte ich mir dies genauer anschauen. Ich hatte die Möglichkeit, kräftezehrend gegen einen vermeintlichen Feind zu kämpfen und dies als Stress zu empfinden, oder mich sozusagen mit ihm zu verbünden. Stress führt zu einem erhöhten Spiegel des Hormons Cortisol und die Wissenschaft vermutet darin einen Zusammenhang mit den bei Morbus Bechterew vorkommenden Entzündungen. Wenn das Kämpfen also Stress verursacht, kann dies wieder zu mehr Entzündungen führen … ein Kreislauf.

> Wir können die Situation nicht verändern, aber unsere Haltung, die wir ihr gegenüber einnehmen.

Meine Strategie war von da an, gut für mich und ein möglichst stressfreies Leben zu sorgen. Ich habe gelernt, Stress auf verschiedene Arten zu bewältigen. Denn machen wir uns nichts vor: Das Leben passiert uns, während wir versuchen, es zu planen – und das kann immer wieder zu herausfordernden Situationen führen. Je mehr verschiedene Strategien ich zur Bewältigung solch unvorhersehbarer Situationen zur Verfügung habe, desto größer ist mein Handlungsspielraum und desto weniger Stress muss ich empfinden.

Die Situation können wir also vielleicht nicht verändern – aber unsere Position zu dieser. Denn *das* ist Teil unseres Handlungsspielraums.

Stell dir beispielweise vor, du sitzt klagend und jammernd vor einem Hindernis und kannst die Lösung deines Problems nicht sehen. Dann bleiben dir mindestens zwei Möglichkeiten: Du kannst sitzen bleiben, klagend und jammernd leiden und alles bleibt so, wie es ist. Oder du stehst auf (ob mit oder ohne Hilfe) und kannst dann die Lösung entdecken, die vielleicht hinter dem Hindernis liegt. Ein Perspektivenwechsel kann sehr oft helfen.

Lenke deine Einstellung zu der Krankheit also in eine positive Richtung. Bemitleide dich nicht selbst, sondern nimm es an, dass du so wie ich einen Freund namens Morbus hast.

Gut auf sich aufpassen

Um wieder auf meinen Freund Morbus und seinen positiven Nutzen zurückzukommen: Seitdem ich ihn durch diese Brille betrachte, sehe ich Morbus als meinen Freund an, der mir eigentlich etwas Gutes will. Er meldet sich immer dann, wenn ich *nicht* gut für mich sorge, und ist mir daher ein Indikator für nachlässige Selbstfürsorge. Wenn ich allerdings gut für mich sorge, ist er zufrieden, er freut sich mit mir und muss mir keine Symptome schicken.

Das ist mein ganz persönlicher Umgang und meine ganz persönliche Haltung zu Morbus Bechterew. Dies ist nicht durch Studien untermauert. Aber es kann *eine* Bewältigungsstrategie sein, die ich dir gern vorstellen wollte, weil sie mir sehr geholfen hat. Ich wünsche dir, dass du als Betroffener deine eigene hilfreiche Position findest – und wenn die Vorstellungskraft dich dabei mit einem noch so abenteuerlichen inneren Bild unterstützt, kann es vielleicht noch leichter gelingen.

Vielleicht möchtest du dir aber auch folgendes Bild zu eigen machen: *Dein Körper ist dein Tempel – halte ihn sauber und rein, damit deine Seele Lust hat, darin zu wohnen.*

Wenn wir uns vorstellen, dass unser Körper unser Tempel ist, dann sollten wir ihn als etwas Heiliges ansehen, das uns anvertraut wurde, um damit gut und verantwortungsbewusst umzugehen. Wir dürfen daran bauen, damit er uns ein gutes Gefühl geben kann und unsere Seele Lust hat, darin zu wohnen. Damit wir uns geborgen und wohl fühlen können. Wir sollten ihn sauber (Körper/Ernährung) und rein (Geist/Gedanken) halten und ihn mit Leben (heißt auch: Bewegung) füllen. Was passiert aber, wenn wir ihn nicht pflegen? Er verschmutzt, wir fühlen uns nicht mehr wohl. Er kann unsere Seele nicht mehr gut beherbergen und wenn wir das Gebäude nicht gut pflegen, verfällt es womöglich.

Ich finde, dieses Bild passt sehr gut. Denn nicht nur die Ernährung und eine positive Grundhaltung allein spielen dabei eine Rolle, um unseren Körper „rein"zuhalten. Auch Bewegung, also ein individuell angepasstes Trainingsprogramm ist wichtig. Denn unser Haltungsapparat braucht kräftige Muskeln, um uns aufrecht durchs Leben tragen zu können. Werden diese aber nicht aufgebaut und „gepflegt", bilden sie sich zurück und können ihre Funktion nicht mehr erfüllen. Wie bei einem Gebäude, das z. B. im Winter nicht ausreichend geheizt wird ... dem können die äußeren Einflüsse enorm schaden und zum Verfall führen.

Aus diesem Grund stehen in diesem Buch die drei Bereiche im Mittelpunkt:

- Sport/Bewegung
- Ernährung
- positives Mindset

Diese Faktoren befinden sich in meiner Verantwortung und sind Teil meines Handlungsspielraums und sie können den Verlauf der Erkrankung entscheidend beeinflussen.

Es liegt bei jedem selbst, wie er seinen eigenen Tempel pflegt.

EINE WAHRE MUTMACHER-GESCHICHTE

In diesem letzten Kapitel möchte ich dir Mut machen. Ich beschreibe anhand meiner eigenen Geschichte, wie es gelingen kann, das Wissen, das ich in diesem Buch zusammengetragen habe, konstruktiv im Alltag anzuwenden. Das gelingt mir nicht immer, wie ich gern zugeben möchte. Doch ich habe einen guten Weg gefunden, mit meinem Freund Morbus umzugehen, und ich kann sagen, es geht mir gut.

Wenn dir das Buch bis hierher viel Theoretisches näherbringen konnte, ist ein großer Teil meiner Intention bereits erfüllt. Doch nun soll es auch noch um die Praxis gehen. Anhand meines eigenen Beispiels möchte ich veranschaulichen, wie dieses Wissen im Alltag umgesetzt werden kann. Das ist nicht immer ganz einfach. Auch bei mir siegt ab und an der innere Schweinehund oder Diätfehler führen zu einem erneuten Schub. Oder Stress ruft meinen Freund Morbus wieder auf die Tanzfläche des Lebens. In Summe ermöglichen mir jedoch die beschriebenen Bewältigungsstrategien ein recht schmerzfreies und glückliches Leben *mit* Morbus Bechterew. Und darüber bin ich sehr froh und dankbar.

Nun werde ich dir nicht meine Biografie schildern, sondern ich nehme dich mit zu einigen Stationen meines Lebens, die sinnbildlich für einen konstruktiven und positiven Umgang mit kritischen Lebensereignissen und Herausforderungen stehen. Herausforderungen, wie es auch Morbus Bechterew sein kann. Und ich möchte zeigen, wie ich aus den allermeisten Situationen etwas Positives gewinnen konnte.

Diese wunderbare Position, von der aus ich heute auf mein Leben blicken darf, habe ich mir schwer erarbeiten und erkämpfen müssen. Mein Start ins Leben war kein einfacher, was unter anderem mit der Geschichte meiner Eltern zu tun hatte und damit, dass ich zur Generation der Kriegsenkel gehöre.

Ich war ein Kind der Liebe zweier Menschen unterschiedlicher Kulturen und konnte nicht bei meinen biologischen Eltern aufwachsen. Stattdessen nahmen mich Tante und Onkel meiner Mutter als ihr eigenes Kind an, sie adoptierten mich schon als Säugling. So wuchs ich sehr beschützt in einem Mehrgenerationenhaushalt auf, die Familie gehörte zur Arbeiterklasse.

Aus heutiger Sicht war mein größtes Glück, dass ich in dieser Familie bedingungslose Liebe und Fürsorge erfahren durfte und dass ich die Bedeutung eines großen Herzens kennengelernt habe. Ganz sicher ist das der Ursprung meiner mentalen Stärke und meiner seelischen Widerstandskraft – meiner Resilienz.

Denn was auch immer das Leben an Herausforderungen für mich bereithielt, habe ich angenommen. Ich habe gekämpft, gelitten, bin hingefallen und wieder aufgestanden, habe viel Leid miterlebt und selbst erfahren. Was aber immer da war, war mein Mut, mich all diesen Herausforderungen zu stellen. Erfüllt von einem unbändigen Lebenswillen habe ich auch irgendwie immer wieder die Zuversicht und die Kraft dazu gehabt. Das haben meine Eltern und Großeltern mir vorgelebt.

Ja – es braucht Mut, sich der Herausforderung Morbus Bechterew zu stellen. Es lässt sich nicht „einfach" in das Leben integrieren.

Exkurs: Kriegsenkel

Ich habe vielfach beschrieben, dass Stress bei Morbus Bechterew eine wichtige Rolle spielt. Nun gibt es eine Form von Stress, die eine Besonderheit meiner Generation – der Kriegsenkel – ist: Überzeugungen, die unsere Eltern, die Kriegskinder, zum Überleben brauchten, die sie an uns weitergegeben haben, die heute jedoch nicht mehr gültig sind und somit dysfunktional wirken und Stress erzeugen können.

Stellen wir uns folgendes Szenario vor: Eine neunköpfige Großfamilie lebt in Schlesien ein einfaches und doch glückliches Leben. Es herrscht Krieg, der Mann wird eingezogen und gilt bald als verschollen. Als die Lage zu bedrohlich wird, muss die Frau mit ihren Kindern und ihrer eigenen bereits betagten und immobilen Mutter fliehen. Sie haben nur einen Handwagen dabei und die Kleidung, die sie am Leib tragen. Das jüngste Kind ist noch ein Säugling. Die Flucht ist nicht nur körperlich sehr anstrengend. Die Verantwortung für alle Kinder und die eigene Mutter zu tragen, lastet schwer auf der Flüchtlingsfrau. Und es lauern viele Gefahren, denn schlechte Menschen gibt es überall. Eine schutzlose Frau wird leicht zum Opfer von Diebstahl oder Gewalt.

Stellen wir uns weiter vor, dass es dieser Familie auf der Flucht gelingt, eine Zugfahrt zu ergattern. Sie sitzen eng gedrängt, wie in einem Viehtransport. Ein Kind aus dieser Familie sitzt vielleicht neben einem Schwerverletzten. Dieser verstirbt während der Fahrt und das Kind muss womöglich die halbe Nacht unter dieser Leiche begraben ausharren. Sagt keinen Mucks. Wie schrecklich!

Vielleicht kennst du aus deiner Familie solche oder ähnliche Geschichten.

Das, was unsere Eltern und Großeltern im Zweiten Weltkrieg erlebt haben, war traumatisch. Diese Traumata reichen bis in die heutige Zeit, denn die alten – damals hilfreichen – Überzeugungen wurden an jede nachfolgende Generation weitergegeben. Doch die Erlebnisse haben auch etwas hervorgebracht, was als positiver „Nebeneffekt" betrachtet werden kann.

Ich stelle keinesfalls die Schrecken und das geschehene Unrecht in Abrede! Doch ich betrachte jede Medaille mindestens von drei Seiten und bin bemüht, jedem Geschehen etwas Positives abzuringen, also die womöglich daraus erwachsene Ressource, um es ertragbarer zu machen.

Menschen dieser Generation waren gezwungen, sich anzupassen, um zu überleben. Oder auch, um das Erlebte zu überleben. Wer im Krieg nicht gestorben ist, musste die Schrecken so verarbeiten, dass er daran nicht zugrunde ging. Es entwickelten sich viele Verhaltensmuster, die Charles Darwin wohl auch heute noch seiner Evolutionstheorie zuschreiben würde.

Zu diesen Verhaltensmustern könnte Rastlosigkeit gehören, denn es war wichtig, weit wegzukommen von dem Kriegsgeschehen. Es war auch üblich, hart zu arbeiten für den Lebensunterhalt. Der Kontakt mit den eigenen Gefühlen war womöglich eine zu starke Belastung, so stumpften vielleicht einige ab oder spalteten im Extremfall ihre Gefühle komplett ab, um zu überleben. Wer gut vernetzt war, hatte bessere Überlebenschancen – daraus folgten mitunter hohe soziale Kompetenzen. Selbst wenn irgendwann einmal ein sicherer Ort gefunden war, verharrten manche im Fluchtmodus. Erhöhte Schreckhaftigkeit, vermehrte Wachsamkeit, innere Unruhe, Argwohn anderen Menschen gegenüber blieben bestehen. Und ihre Überzeugungen, die das Verhalten aus dem Unbewussten heraus steuerten.

Diejenigen, die sich gut an die neuen Gegebenheiten und ihre Umwelt anpassen konnten, fanden wieder ins Leben – doch auch sie gaben ihre Überzeugungen an ihre Kinder und Enkel weiter. Überzeugungen, die inzwischen mitunter dysfunktional waren. Nicht zu vergessen die Nachfahren derer, die im Krieg Schuld auf sich geladen haben. Dies ist eine große Bürde, die nicht leicht zu bewältigen ist.

Warum habe ich hier so weit ausgeholt?
Als ich mal mit dem „Gendefekt" haderte, der meiner Erkrankung zugrunde liegt, fragte mich mein Herzensmensch: „Was ist, wenn der Gendefekt ein Anpassungsversuch ist?!"

Stellen wir uns doch einfach einmal vor, dass Morbus Bechterew mit den Kriegsfolgen assoziiert wäre. Wenn also Kriegsenkel unbewusst noch immer „auf der Flucht sind", so könnte darin ein erhöhter Cortisolspiegel begründet sein, der oft bei Traumafolgestörungen zu finden ist – dieser würde die Erkrankung anfeuern. Wenn stärkehaltige Lebensmittel bei uns Bechtis einen erneuten Schub auslösen können – ist da womöglich ein Zusammenhang zu der Mangelernährung während der Flucht und der Kriegszeit zu sehen? Hat der Organismus „verlernt", Stärke zu verarbeiten und reagiert daher nun mit Abwehr bzw. Entzündungen? Warum haben die Betroffenen eine Verschlechterung zu erwarten, wenn sie sich zu viel ausruhen, also keinen Sport treiben? Vielleicht weil unsere Vorfahren nicht rasten durften?

Es gibt noch viele offene Fragen zu der Entstehung von Morbus Bechterew.

Wenn ich als Kriegsenkel vielleicht gelernt habe, mich schnell anzupassen und nicht herumzujammern, so liefert die Coronakrise tatsächlich einen Beleg dafür. Mir gelang es trotz aller Belastungen und trotz aller Wachsamkeit recht gut, mit den aktuellen Herausforderungen umzugehen, meinen Weg zu finden, nicht permanent zu klagen, meine Lebensqualität zu halten. Auch im beruflichen Kontext ist es immer wieder von Vorteil, dass ich mit unvorhersehbaren Herausforderungen umgehen kann und ohne große Mühe einen neuen Umgang damit finde. Kann das ein positiver Nebeneffekt der Kriegserlebnisse meiner Vorfahren sein? Flexibilität?

Unterm Strich möchte ich zwei Dinge festhalten:

Erstens bleibt es eine spannende Aufgabe für uns Kriegsenkel, alte unbewusst übernommene (und dieser Tage nicht mehr gültige) Überzeugungen in uns aufzuspüren und durch funktionalere zu ersetzen. Insofern ist eine gute Seelenhygiene hilfreich, wie ich sie im Buch beschreibe. Und zweitens sollte unser Augenmerk unbedingt auf das Positive gelenkt werden, auf die Ressourcen, die sich aus all dem entwickeln konnten. Dabei ist das Benefit-Finding hilfreich (siehe Seite 94).

Viele unklare Puzzleteile

Schon als junges Mädchen hatte ich mit immer wiederkehrenden Rückenschmerzen zu tun. Es gab bereits einige erste Befunde, z. B. Skoliose. Seinerzeit wurde immer symptomatisch behandelt. Sport und Physiotherapie waren die Mittel der Wahl. Manchmal auch manuelle Therapie. Es gab immer wieder Phasen leichter Linderung, doch im Nachhinein muss ich sagen, dass es wirklich sehr belastend war, keine nachhaltige Verbesserung erzielen zu können.

Stellenweise habe ich an mir gezweifelt, wenn Ärzte mir nach absolvierter Physiotherapie sagten: „Na, nun müsste es doch eigentlich schon viel besser sein, Frau Strobl …“ Nein, war es oft nicht.

Rückblickend war es ein ganz bestimmter Moment, der für mich und meinen Freund Morbus eine positive Entwicklung angestoßen hat.

Wieder einmal war ich bei Simon in Behandlung. Simon ist Physiotherapeut mit eigener Praxis, und noch dazu ein sehr guter. Wir kennen uns schon von Kindesbeinen an. Als er mich am Ende eines erneuten Behandlungsintervalls von zwölf Massagen danach fragte, ob es mir besser ginge, musste ich wahrheitsgemäß verneinen – obwohl die Behandlungen optimal durchgeführt wurden. Simon war der Erste, der daraufhin einen anderen Behandlungsansatz versuchte und statt der Wärmebehandlung vor der Massage eine Kältekompresse verwendete. Und tatsächlich – dies linderte meine Beschwerden. Daraufhin äußerte er den Verdacht, dass es sich nicht um klassische Verspannungen oder gar Verschleiß, sondern eher um eine entzündliche Erkrankung handeln könne.

Erst dieser Verdacht brachte eine positive Veränderung in Gang. Ich griff den Hinweis auf und sprach mit meiner Hausärztin darüber. Auf einmal wurde alles viel klarer und wir konnten zahlreiche Symptome zusammenführen.

Ein neuer Blick auf vielfältige Symptome ergibt ein vollständiges Bild.

Da waren ja nicht nur die Rückenschmerzen ... als junge Frau hatte ich bereits mit einer chronischen Hauterkrankung zu tun, die zu diesem Zeitpunkt – da einziges Symptom – als Neurodermitis diagnostiziert wurde. Die symptomatische Behandlung brachte immer nur kurzfristig Linderung. Heute, da ich über den Zusammenhang mehr weiß, sehe ich selbst als Laie mehr Ähnlichkeit mit dem klinischen Bild der Schuppenflechte.

Ein weiteres Puzzleteil war, dass ich als junge Erwachsene eine langwierige Darmentzündung hatte. Ich hatte sie aus einem Urlaub mitgebracht, sodass meine Ärztin zunächst an das dortige Essen als Ursache dachte. Das lag ja auch viel näher als die so seltene Erkrankung Morbus Bechterew. Doch als wir sie nach mehr als zwei Monaten immer noch nicht in den Griff bekamen und kaum einen Behandlungsansatz unversucht gelassen hatten, waren wir ratlos. An Morbus Bechterew hat zu diesem Zeitpunkt keiner gedacht. Ich hatte massiv an Gewicht verloren und mein Allgemeinzustand verschlechterte sich zunehmend, wodurch ich arbeitsunfähig wurde. Rückblickend betrachtet kann ich noch dazu sagen, dass ich somit zur Ruhe gezwungen war – nachdem ich direkt vor dem Urlaub sehr große berufliche Herausforderungen bewältigen musste.

Aus heutiger Sicht ist das für mich eine schlüssige Erklärung: Immer, wenn ich großen Stressbelastungen standhalten muss, funktioniert das eine Weile. Wenn ich dann zur Ruhe komme und der Spiegel der Stresshormone abfällt, reagiert mein Körper mit großer Erschöpfung – das fühlt sich wie „Implodieren" an. Ich vermute heute, dass genau diese Körperreaktion damals zu einer überschießenden Immunreaktion meines Körpers im Bereich des Darms geführt hat. Denn obwohl die Medikamente kaum Linderung brachten, war es doch die Ruhe der Arbeitsunfähigkeit, die es mir ermöglichte, mich wieder zu regenerieren und gesund zu werden.

Weiterhin litt ich an wiederkehrenden Blasenentzündungen, die kaum ursächlich zu behandeln waren, da die Antibiotika nicht mehr anschlugen – an Morbus Bechterew hat damals niemand gedacht.

So konnten meine Hausärztin und ich nach und nach die Daten meiner Anamnese zu einem sehr schlüssigen Gesamtbild zusammenfügen. Dabei fiel uns noch eine weitere Erkrankung ein: Nach der Geburt meiner Tochter beeinträchtigten mich Entzündungen an den Sehnenansätzen meiner Hände erheblich in Kraft und Feinmotorik – auch hier konnte zunächst kein Mediziner die Symptome einordnen. Wie auch? Es war ja immer nur ein Symptom zur gleichen Zeit zu beobachten ...

Insofern war es wirklich Simon, mein Physiotherapeut, der mir den Blick öffnete und die Symptomvielfalt in ein neues Licht rückte. Was dann folgte, konnte in tatsächlicher Linderung und langanhaltender Symptomfreiheit münden.

Endlich Linderung in Aussicht!

Meine Hausärztin stieß weitere Diagnostik an. Der positive Befund zum Gentest auf HLA-B27 erreichte mich einige Tage später telefonisch. An diesen Moment erinnere ich mich noch sehr gut. Wenngleich ich schon irgendwie damit gerechnet hatte – denn durch diesen Blickwinkel wurde auf einmal alles so schlüssig und klar – traf mich die Realität dann doch härter als erwartet. Da ich zeitnah keinen Termin bei meiner Ärztin bekommen konnte, informierte ich mich im Internet, und was ich dort lesen konnte, machte mir wirklich Angst.

Ich war alleinerziehende Mutter und pflegte meine eigene Mutter – so lastete zu diesem Zeitpunkt viel Verantwortung auf meinem Rücken (welche Analogie!).

Ohne die Faktenlage von der Ärztin meines Vertrauens auf meine ganz spezifische Anamnese bezogen erklärt zu bekommen, türmten sich zahllose Ängste und Befürchtungen auf. Was nahm ich dieser Tage aus den Internetrecherchen mit? DIE ERKRANKUNG IST UNHEILBAR! UNHEIL – das war die Botschaft dieses Befundes für mich. Ich war zu diesem Zeitpunkt wirklich fertig. Dieser Befund stieß mich in eine emotionale Krise.

In der Folgewoche konnte ich endlich mit meiner Ärztin sprechen. Sie informierte mich umfassend, sehr zugewandt und empathisch, versuchte mir Hoffnung zu vermitteln, klärte mich über einen möglichen Verlauf auf – und vor allem zeigte sie mir auf, was ich selbst tun könne, um mit alldem gut zurechtzukommen. Erst einmal wäre es ja nur die Gewissheit über diese Genbesonderheit. Ob die Erkrankung bei mir ausgebrochen sei, das wäre ja noch weiter diagnostisch abzuklären …

Also dann weiter zur Fachärztin für Rheumatologie, weitere Untersuchungen, weiter warten, weiter irgendwie in der Luft hängen – die Schmerzen immer präsent. Mal ganz abgesehen davon, dass ich zu diesem Zeitpunkt immer noch keine emotionale Balance bezüglich dieses Befundes erlangen konnte.

Verschiedene Untersuchungen, auf die Ergebnisse warten, Unsicherheit, Schmerzen: All dies ist sehr kräftezehrend.

Meine Rheumatologin zeigte mir das medikamentöse Behandlungsspektrum auf. Das sollte in meinem Fall die Dauermedikation mit entzündungshemmenden Medikamenten sein. Das gefiel mir gar nicht! Händeringend suchte ich nach einem Ausweg. Zu diesem Zeitpunkt hatte ich bereits viel über Morbus Bechterew gelesen. Ob das nun gut oder schlecht ist, mag im Auge des Betrachters liegen. In diesem Moment war für mich „Wissen sammeln" das Einzige, was ich tun konnte. Also wenigstens das Gefühl zu haben, dieser Erkrankung nicht ohnmächtig gegenüberzustehen.

Die ersten Berichte, die ich las, zeichneten das Bild einer Autoimmun-/rheumatischen Erkrankung, die vorwiegend die Wirbelsäule befällt und schmerzhafte entzündliche Prozesse anstößt, die nach Abklingen eine Verknöcherung zur Folge haben können. Diese wiederum kann zur Versteifung der Wirbelsäule führen. Dann noch die Verwirrung über die verschiedenen Beschreibungen … war es denn nun eine Wirbelsäulenerkrankung, eine Autoimmun- oder eine rheumatische Erkrankung? Bis zu diesem Zeitpunkt hatte ich mich noch nie mit diesen Themen beschäftigt. Ich bin ein lebensfroher, lebendiger und selbstbestimmter Mensch. Diese Erkrankung passte mir so gar nicht in den Kram und in mein Lebenskonzept! Nach der ersten Ohnmacht folgte also auch Wut. „Das kann nicht sein!", „Das darf nicht sein!", „Warum ich?", „Was, wenn …"

Aus heutiger Sicht habe ich in diesen Wochen sehr viel Energie darauf verwandt, gegen die Erkrankung zu kämpfen. Das machte die Symptome nur noch schlimmer und hatte negative Auswirkungen auf viele andere Lebensbereiche.

Meine Schmerzen wurden damals medikamentös behandelt. Eine Pille gegen die Schmerzen, eine weitere, damit der Magen keinen Schaden nimmt, diese hat wieder Nebenwirkungen … Es war ein Kreislauf. Irgendwann war der Druck groß genug, um etwas zu verändern.

Innere Spannung positiv nutzen

Heute kann ich sagen, dass es gut war, in diese innere Spannung zu kommen. Wut ist auch eine Form von Energie – entscheidend ist, in welche Richtung ich diese Energie kanalisiere! Ich stelle mir dann immer einen Fluss vor: Wenn sich dieser verengt, gewinnt das Wasser darin an Geschwindigkeit. Nun kann das Wasser entweder in einem Strudel unkontrolliert nach unten ziehen – oder es wird in bestimmte Bahnen gelenkt und die daraus gewonnene Energie wird ganz gezielt produktiv und gewinnbringend verwendet.

Bezogen auf meine eigene Geschichte halte ich es da gern mit Sokrates, der sagte: „Konzentriere nicht all deine Kraft auf das Bekämpfen des Alten, sondern darauf, das Neue zu gestalten." Ich verwende meine Energie lieber konstruktiv, um Neues zu gestalten. Das bedeutete aber auch, mir dabei helfen zu lassen, dass mich diese Energie (durch die Diagnose wurde zunächst gefühlt mein Handlungsspielraum eingeschränkt, sie verengte meinen Raum) nicht nach unten zieht.

Es war vorwiegend meine Familie, die mich emotional aufgefangen hat, mir Unterstützung bot, mir Mut zugesprochen hat, mich an viele andere Herausforderungen erinnert hat, die ich schon gemeistert hatte. Auch die Hilfe meiner Kollegin habe ich gern angenommen, um mich aus dieser Krise herauszuarbeiten. Und ja – es ist Arbeit. Aber es hat sich gelohnt. Als ich den Blick wieder frei hatte, ging es darum, Lösungen herbeizuführen.

Ich war unendlich dankbar, als ich nach vielen Wochen und Monaten des Haderns und der dunklen Gedanken rund um diese unheilbare Erkrankung endlich eine Möglichkeit gefunden hatte, mein Leben wieder selbst in die Hand zu nehmen und die Führung nicht meinem Freund Morbus zu überlassen. So fühlte es sich zumindest an.

Viele Betroffene haben eine Odyssee hinter sich: jahrelange und anhaltende Rückenschmerzen, vielleicht andere führende

Symptome, die das Erleben einschränken ... Verständnislosigkeit ... Ratlosigkeit ... vielleicht Verzweiflung.

Durch einen anderen Betroffenen bin ich auf Forschungsergebnisse gestoßen, die mir eine Tür öffneten: Die London-AS-Diät beschäftigt sich mit einem wichtigen Aspekt der Erkrankung.

Ich lasse mich nicht krumm biegen!

Zu diesem Zeitpunkt habe ich beschlossen, mich von der Erkrankung nicht „krumm biegen" zu lassen, sondern weiter aufrecht durch mein Leben zu gehen. Ich wollte nicht kräftezehrend gegen diese Erkrankung kämpfen, sondern sie annehmen und als Teil meines Selbst in mein Leben integrieren. Von da an ging es bergauf.

Zuerst konnte ich meinen Blick auf die Erkrankung durch ein positives Mindset ändern. Dann habe ich aktiv meine Ernährung umgestellt und Sport zum Teil meines Alltags gemacht. Ich habe aufgeräumt mit Altlasten in meinem Leben und mich mit positiven Menschen umgeben, die mir guttun.

Ende 2018 habe ich dann meine Idee, mein Wissen über die Erkrankung und einen guten Umgang damit mit anderen Betroffenen zu teilen, in die Tat umgesetzt. Mein Selbsthilfeblog „aufrecht-mit-bechterew" wurde ins Leben gerufen. Damit habe ich nicht nur anderen geholfen, sondern durch das Teilen wurde mir meine Kompetenz wieder sehr bewusst, und das wiederum hilft mir bei meiner eigenen Krankheitsbewältigung.

Mein Blog kam bei anderen Betroffenen gut an, denn zu diesem Zeitpunkt gab es nicht viel Vergleichbares. Es gab viele Reaktionen von Lesern, darunter zwei Sätze, die mir wieder aufgezeigt haben, wie die Sichtweise – also die individuelle Perspektive bzw. das Mindset – das Erleben und Verhalten entscheidend beeinflusst.

„Frau Strobl, ich wusste ja gar nicht, wie krank Sie sind!"

„Mein Gott, die Frau ist ja nur optimistisch!“

Beide Personen lasen dieselben Worte, und dennoch kamen sie bei beiden unterschiedlich an. Beide betrachteten den Blog durch eine von ihren eigenen Erfahrungen eingefärbte Brille. Ihre Reaktionen haben mich dazu gebracht, meinen damaligen Erkrankungsstatus erneut zu hinterfragen.

Ja, Morbus Bechterew kann „eine harte Nummer“ sein, und ja, die Frau ist tatsächlich Optimistin. Und doch ist das nur der Teil dessen, was ich in dem Blog zeigen möchte. Vor allem möchte ich Mut machen und Bewältigungsmöglichkeiten aufzeigen. Ich möchte nicht ausschließlich als „die kranke Frau“ wahrgenommen werden, denn ich definiere mich nicht über Morbus Bechterew und tatsächlich fühle ich mich die allermeiste Zeit nicht krank.

Durch den Blog habe ich viel positive Resonanz erfahren, musste aber auch Kritik hören. Ich versuche immer, Situationen sehr differenziert zu betrachten und mich auch in andere Perspektiven hineinzuversetzen. Und so schreibe ich diesen Blog nicht, um mich darzustellen, sondern in allererster Linie, um zu helfen.

So wie ich gelernt habe, meine positiven Sichtweisen und Erlebenswelten in den Vordergrund zu rücken, habe ich gelernt, meinen Freund Morbus in mein Leben zu integrieren – doch er ist nur ein Teil meines Lebens.

Emotionen wollen Beachtung

Aber diese beiden Anmerkungen ließen mich gedanklich noch einmal zu dem Punkt zurückgehen, an dem ich meine Diagnose bekam, und ich erinnerte mich, dass mich zu optimistische Blickwinkel damals fast wütend gemacht hatten. Denn durch sie sollte ein Teil meiner Erlebenswelt scheinbar keine Berechtigung haben: Was ist mit dem Frust, wenn mich mal wieder ein Schub ausbremst? Mit den Besonderheiten der Ernährung, die uns dann doch an der ein oder anderen Stelle in eine „Sonderstellung“ rücken, die wir ja eigentlich nicht wollen? All solche negativen Emotionen haben ja auch ihre Berechtigung. Und auch heute habe ich immer noch ab und an derartige Gefühle.

Entscheidend ist jedoch, wie ich damit umgehe. Und genau dieses Handwerkszeug möchte ich dir mit diesem Buch näherbringen.

Ich bin sicher, für negative Gefühle braucht niemand eine Anleitung. Die kommen von selbst ... mal mehr und mal weniger. Und je positiver du dein Leben betrachtest, desto weniger negative Gefühle stellen sich ein. Ist deine Erlebenswelt jedoch eher von negativen Gedanken ausgefüllt, wird auch alles, was du betrachtest, dunkel sein – und dein Fokus findet in diesem Buch vielleicht „die kranke Frau". Wenn du aber mit einer fröhlichen und optimistischen Weltanschauung unterwegs bist, kannst du vielleicht auch die Bewältigungsstrategien hier erkennen und für dich verwerten.

Wie komme ich aber von dunkel nach hell? Es ist möglich, glaub mir, ich selbst bin diesen Weg gegangen!

Mit einem positiven, optimistischen Mindset kannst du leichter Lösungsmöglichkeiten erkennen und anwenden.

Es sind deine Gedanken, die du bestimmen kannst. Ein lieber Kollege sagte mal: „Du hast die Fernbedienung für dein Leben in der Hand. Und du kannst entscheiden, welches Programm du dir immer und immer wieder ansehen willst." Spulst du immer wieder deine negativen Erlebnisse ab, ist das die Brille, durch die du fortan auch neue Situationen betrachtest. Schau dir doch lieber die schönen Dinge an und vielleicht helfen auch positive Wunschvorstellungen ... Probier es einfach mal aus!

Noch einmal: Das heißt nicht, dass die negativen Gefühle keine Berechtigung haben. Wenn wir diese komplett verdrängen, melden sie sich an anderer Stelle noch viel lauter (womöglich als psychosomatische Beschwerden o. Ä.). Doch du trägst die Verantwortung dafür, wie viel Raum du ihnen gibst.

Ein chinesisches Sprichwort sagt: „Du kannst den Krähen ruhig erlauben, über deinem Kopf zu kreisen, aber nicht, Nester darin zu bauen." Für mich sind solche Sinnsprüche oft ein guter Gedankenanstoß, um etwas in Bewegung zu bringen. Bemerken, würdigen, etwas Positives entgegensetzen. Es wäre doch mal einen Versuch wert, oder?

Nachdem ich mich also mithilfe vieler Bewältigungsstrategien mit meinem Freund Morbus gut arrangiert hatte, musste ich mich einmal mehr einer schwierigen Situation stellen. Berufliche und damit auch existenzielle Veränderungen standen an und ich musste schwierige Entscheidungen treffen. Vermutlich hatte ich aufgrund dessen und/oder weil ich in einem Restaurant nicht ganz genau auf die mir servierten Speisen geachtet habe, einen erneuten Schub. Also doch einmal mehr Medikation und strengste stärkefreie Ernährung neben dem üblichen Sportprogramm.

Zu Beginn meiner bewussten Reise mit Morbus bedeutete jeder Schub für mich auch immer eine besondere Herausforderung für meine Resilienz. Trotz meiner großen eigenen mentalen Stärke gelang es mir nicht immer, allein aus diesen Krisen herauszukommen. Das ist etwas, was ich lernen musste: Hilfe einzuholen und anzunehmen. Überhaupt hat mich das Thema Akzeptanz insgesamt am meisten Kraft gekostet. In das Erlangen dieser Haltung musste ich die meiste Energie investieren. Das gelang mir mithilfe einer lieben Kollegin, die mich dabei unterstützt hat, meine Ressourcen herauszuarbeiten, an den Situationen immer auch eine positive Seite zu sehen und wieder in meine Kraft und Handlungsfähigkeit zu kommen. Es ist kein Zeichen von Schwäche, sich Hilfe zu holen. Vielmehr zeigt es einen sehr selbstbewussten Umgang mit Herausforderungen. Ganz klar zu erkennen, worin das Machbare besteht und was man nicht allein meistern kann – darin sehe ich persönlich eine Stärke.

So kommt Bewegung ins Leben!

Apropos Stärke: Ein Aspekt, den ich allein zu verantworten hatte, war die Bewegung. Wie viel Bedeutung der Bewegung bei Morbus

Bechterew zukommt, habe ich erst in einer Reha gelernt und ich beherzige den Rat meines Orthopäden gewissenhaft, weil ich die dadurch mögliche Besserung bereits selbst spüren konnte. Doch was ist, wenn es uns mal nicht möglich ist, den Sport wie gewohnt zu betreiben?

Als mich ein heftiger Infekt mit Fieber, Husten, Kopfweh usw. richtig lahmgelegt hatte, ging nichts mehr. Wer kennt das nicht? Man freut sich auf den Urlaub ... nur noch ein paar Tage durchhalten und alle Aufgaben möglichst vorher erledigen ... übersieht dabei vielleicht die notwendige Selbstfürsorge und schwupps ... bremst einen der Körper mal gepflegt aus. Drei Tage Bettruhe ... „Kann ja nicht so schlimm sein", dachte ich.

Wenn ich nach wenigen Tagen ohne Sport bereits wieder leichte Einschränkungen erlebe, dann hat Bewegung wohl eine gute Wirkung auf meine Erkrankung.

Doch bereits am Ende des zweiten Tages begannen erste Beschwerden meines Bewegungsapparates. „Sind das womöglich krankheitsbedingte Gliederschmerzen?" „Meldet sich mein Freund Morbus wieder?" Ich habe diese Gedanken schnell wieder zur Seite geschoben, schließlich war Sport leider nicht drin. Aber dies war für mich ein weiterer Beleg dafür, dass anscheinend doch was dran ist an den Empfehlungen der Ärzte, regelmäßig Sport zu machen.

Daher habe ich mich, nachdem der Infekt etwas nachgelassen hat und eine gewisse Unbeweglichkeit blieb, zu einem sanften Yoga-Programm entschlossen. Schließlich lernen wir beim Yoga, gut auf uns und unsere Grenzen zu achten, und so habe ich entsprechende Übungen ausgewählt. Danach ging es mir wesentlich besser. Das war zwar auch noch etwas anstrengend, doch die positive Wirkung überwog. Yoga vermag nicht nur den Körper, sondern auch den Geist zu stärken, was wiederum ein weiterer Beitrag zur Gesunderhaltung ist.

Ich hoffe sehr, dass auch du bereits durch Sport Besserung erleben durftest. Falls du es noch nicht ausprobiert hast, möchte ich dich dazu ermutigen, denn es lohnt sich. Yoga ist nur ein Weg von vielen – finde du den, der für dich passt.

An dieser Stelle möchte ich erneut betonen, dass du hier den Erfahrungsbericht einer Betroffenen liest, der keinesfalls mit einem ärztlichen Rat vergleichbar ist oder diesen gar ersetzen kann. Bevor du deinen Körper im Falle einer Erkrankung belastest, solltest du dies mit deinem behandelnden Arzt besprechen.

In meinem Alltag finden Sport und Bewegung seit der Diagnose viel Raum. Davor war ich weniger sportlich. Und ich gebe auch zu, dass es mich immer noch oft große Überwindung kostet, das Sportprogramm durchzuziehen. Aber ich habe geschaut, welche Bewegungsform bei mir persönlich mit Spaß verknüpft ist. Das motiviert enorm.

So nutze ich neben meinem regulären Trainingsprogramm den Tanzsport, eines meiner Hobbys. Denn neben dem körperlich fordernden und damit aufbauenden Training (bei korrekter Tanzhaltung werden alle Muskelgruppen trainiert), bringt mich das Tanzen immer wieder sehr schnell in die Lebensfreude. Daher fällt Tanzen für mich auch unter die Rubrik „Bewältigungsstrategie“.

Ein weiterer Teil meines Sportprogramms ist ein moderates Lauftraining. Das absolviere ich am liebsten in der freien Natur. Wie gesagt, ist mein innerer Schweinehund manchmal extrem laut, und obwohl ich es mir fest vorgenommen hatte, fand ich ab und an auch schon viele Gründe, warum es denn nicht klappen könne.

Wenn es mir gut geht und sich mein Freund Morbus nicht meldet, neige ich manchmal dazu, diese wichtige Säule meiner Gesunderhaltung zu vergessen – oder vielmehr in den Hintergrund zu stellen. In diesen Zeiten ist es gut, sich an einen besonders guten Grund zu erinnern. Einen richtig guten Grund für ein geplantes Vorhaben zu haben, ist bei der Umsetzung sehr von Vorteil, fördert es doch die Motivation und man kommt besser ins Handeln.

Daher hilft es mir in solchen Momenten, in denen ich mit meinen Vorhaben schludere, mich an das Video von Sebastian Depke zu erinnern, von dem mir mein Arzt in der Reha erzählt hatte und das ich auf Seite 60 bereits erwähnt habe. Der junge Mann ist trotz fortgeschrittener Versteifung seiner Wirbelsäule sportlich sehr aktiv, er taucht, segelt und klettert. Dass dies möglich ist, verdankt er seinem regelmäßigen Training. In dem Video wird die ungünstige Verlaufsform von Bechterew sehr anschaulich gezeigt, aber vor allem, wie wichtig Sport zur Bewältigung der Erkrankung ist.

Ich durfte an vielen Stellen schon selbst erfahren, wie gut Sport mir Linderung verschafft, mich beweglicher macht und mir damit wieder mehr Lebensqualität ermöglicht. So ist diese kleine Erinnerung ein guter Grund, meinem inneren Schweinehund etwas Machtvolles entgegenzusetzen.

Wieder einmal wird klar, wie wichtig die Bewertung verschiedener Situationen ist. Deine Gedanken sind entscheidend für das, was folgt. Ich habe mich schon immer sehr für Psychologie interessiert und dies ja auch zu meinem Beruf gemacht. So bringe ich viele Kenntnisse über die Kraft der Gedanken mit. Das war mir bei der Krankheitsbewältigung sehr hilfreich. Und sei es lediglich bei der gezielten Anwendung von Entspannungsverfahren, um Stress zu reduzieren.

Alles eine Frage der Perspektive

In diesem Buch habe ich ja bereits etwas zum Benefit-Finding geschrieben (ab Seite 94). Hierzu möchte ich dir von einer weiteren Begebenheit erzählen.

Als ich mich auf dem Rückweg einer kleinen Reise befand, geriet ich auf der Autobahn in einen Stau. Eigentlich hatte ich ausreichend Reisezeit eingeplant, um nach meiner Rückkehr am Nachmittag mit meiner Arbeit beginnen zu können. Der Verkehr stand still, und nach einer halben Stunde hörte ich zum ersten

Mal im Radio den Hinweis, dass es sich um eine Vollsperrung aufgrund eines Lkw-Unfalls handelte. Das warf meine Pläne komplett durcheinander.

Nun hätte ich mich furchtbar darüber aufregen können, dass ich hier mit meinem Auto festsaß. Stattdessen gelang es mir, auch in dieser Situation etwas Positives zu sehen: Ich hatte mich am Morgen beim Frühstück spontan entschieden, ausnahmsweise einen zweiten Kaffee zu trinken und etwas später aufzubrechen.

In einer stressigen Situation zu eine positive Haltung zu finden, hilft sehr dabei, sie gut zu bewältigen.

Vielleicht hatte ich es genau dieser Entscheidung zu verdanken, dass ich nicht in den schweren Verkehrsunfall verwickelt wurde, der sich anscheinend nur ein Viertelstündchen vor mir ereignet hatte. Ich war dankbar für diesen Umstand, der mich vor Schlimmem bewahrt hatte. Dies war die Position, die ich zu der Situation, hier im Stau festzustecken, einnehmen konnte. Und das hat mich davor bewahrt, in Stress zu geraten.

Natürlich kam immer mal wieder etwas Unmut auf, wenn z. B. der Kranwagen anrückte, was Hoffnung weckte, dann aber immer noch keine Bewegung in den Stau kam. Doch die beschriebene Sichtweise half mir dann immer wieder, mich mit dieser Situation zu arrangieren. So nutzte ich die Zeit, um zu telefonieren, Nachrichten zu beantworten und den strahlenden Sonnenschein zu genießen.

Am Ende waren es dann über drei Stunden Wartezeit, aus der ich im Gegensatz zu den vielen gestressten und wütenden Mitwartenden Folgendes mitnehmen konnte: Tausend Dank an meinen Schutzengel!

Ganz am Anfang habe ich bereits das Zitat von Reinhold Niebuhr aufgeführt, das ich hier wiederholen möchte: „Gott, gib mir die Gelassenheit, Dinge hinzunehmen, die ich nicht ändern kann, den Mut, Dinge zu ändern, die ich ändern kann und die Weisheit, das eine vom anderen zu unterscheiden." Ich wünsche auch dir viele solcher entlastenden Sichtweisen à la Niebuhr.

Dieses Mindset hat mir im Übrigen auch bei der Bewältigung der Coronakrise bisher gut geholfen.

Was hat die Coronapandemie mit mir gemacht? Jeder muss seinen individuellen Umgang mit herausfordernden Zeiten finden. Durch die vielen Vorschriften und Beschränkungen waren wir alle mehr oder weniger auf uns selbst zurückgeworfen. Das ist eine günstige Gelegenheit, nach innen zu blicken. Sich mit den eigenen Bedürfnissen und Wünschen auseinanderzusetzen. Wir sind aufgefordert, uns auf uns *Selbst* zu beziehen. Viel zu oft beziehen wir uns auf andere Menschen und machen womöglich unbewusst unseren Wert an dem Verhalten anderer uns gegenüber fest. Diese Zeit ermöglicht es uns, dass wir uns wieder mehr mit uns selbst beschäftigen und unser Selbst weiter wachsen lassen können.

Manchmal gefällt einem vielleicht nicht, was man in sich findet, manchmal ist man vielleicht sogar überrascht, in sich selbst Stärken und Ressourcen zu entdecken, mit denen man nie gerechnet hätte und auf die man ohne die Corona-bedingten Änderungen nicht gestoßen wäre. Dieses Buch hätte ich zu anderen Zeiten sicher nicht geschrieben.

Insgesamt ist es aber zu jeder Zeit wichtig, einen guten Umgang mit Herausforderungen zu finden – viel Handwerkszeug zu kennen und flexibel im Denken und Handeln zu sein. Seinen eigenen „Kern“ zu kennen und als Ankerpunkt nutzen zu können und dabei doch flexibel genug zu sein, um sich wechselnden Umweltbedingungen anzupassen – so kann es leichter gelingen, gestärkt aus solchen Situationen herausgehen.

So nutzt man z. B. im Selbstverteidigungssport die „Angreifer-Energie“, indem man sie flexibel umlenkt und für sich nutzbar macht, anstelle sich ihr frontal und starr entgegenzustellen. Das habe ich für mich verinnerlichen können und ich versuche, den meisten Herausforderungen mit dieser Haltung zu begegnen. Das hat mich schon oft vor Blessuren bewahrt.

Eine weitere hilfreiche Unterstützung zur Bewältigung der Coronakrise ist für mich die Kraft der unbewussten Ressourcen. Als Anhängerin der Hypnose-Therapie nach Milton H. Erickson nutze ich die Kraft des Unbewussten bereits in meiner Arbeit – und auch für mich selbst. Die Coronakrise stellte mich vor viele neue Herausforderungen: Praxisschließung und damit verbundene wirtschaftliche Einschnitte, fehlende geliebte, hilfreiche und stützende soziale Kontakte aufgrund des Social Distancing, weitere Verpflichtungen durch Fürsorge für ältere Familienmitglieder … jede einzelne Kraftquelle war und ist von großer Wichtigkeit.

Damit der Umgang mit all den sorgenvollen Gedanken und den Belastungen etwas leichter gelingt, habe ich Meditation und Hypnose-Trancen genutzt. Ich selbst habe während meiner Ausbildung bereits sehr oft die hilfreiche Kraft des Unbewussten erleben dürfen. Denn manchmal liegen ungeahnte Kräfte im vermeintlichen Dunkel des Unbewussten verborgen. Hypnose kann ein Weg sein, diese zu entdecken und nutzbar zu machen.

Manchmal ist es das Lernen am Modell, was ganz leicht und ohne Kraftanstrengung die Kompetenzen erweitert.

Ich hoffe sehr, dass es mir mit diesem Buch gelingen konnte, dir etwas Hilfreiches an die Hand zu geben, um dein Leben mit Morbus Bechterew glücklich, vital und lebenswert zu gestalten.

An dieser Stelle möchte ich meine persönlichen Schilderungen beenden – auch wenn ich noch sehr viel mehr zu erzählen hätte. Die Arbeit an diesem Buch hat mich noch einmal zurückgeworfen auf die Anfänge meiner Reise mit „Morbus", besonders der erste und aufklärende Teil hat mich mit all den dunklen Aspekten konfrontiert und ich konnte noch einmal darauf schauen, wie ich es bisher gut geschafft habe. Der zweite Teil zum Thema Bewältigung hat mich wieder in Kontakt mit meinen Kompetenzen gebracht. Wie schön, dass mir das erneut bewusst werden konnte. Das hat auch mich noch einmal sehr bestärkt.

Dank!

Dieses Buch habe ich mit Worten des Dankes begonnen und ich möchte es auch mit Dank beenden. Danke für die Gelegenheit, meine Erfahrungen teilen zu dürfen und für das, was dieses Buchprojekt in mir angeregt hat. Danke, für all die Unterstützer in meinem Leben und DANKE für das Geschenk dieses Lebens. Danke auch für dein Interesse und danke für deinen Mut, dich Neuem zuzuwenden.

Abkürzungen

ACT	Akzeptanz- und Commitment-Therapie
AUU	Anteriore Uveitis
AS	Axiale Spondylarthropathie
BASDAI	Bath Ankylosing Spondylitis Disease Activity Index
CED	chronisch-entzündliche Darmerkrankung
DGRh	Deutschen Gesellschaft für Rheumatologie
DRFZ	Deutsches Rheuma Forschungs Zentrum
DVMB	Deutsche Vereinigung Morbus Bechterew e.V.
GdB	Grad der Behinderung
ICF	International Classification of Functioning, Disability and Health
ICIDH	International Classification of Impairments, Disabilities and Handicaps
nr-axSpA	nichtröntgenologische axiale SpA
MB	Morbus Bechterew
RA	Rheumatoide Arthritis
SpA	Spondyloarthritiden
TFN	Tumornekrosefaktor (TFN-Blocker hemmen diesen Signalbotenstoff)

Wichtige Adressen

DVMB-Bundesverband e. V.
Metzgergasse 16
97421 Schweinfurt

Deutsche Rheuma-Liga Bundesverband e. V.
Welschnonnenstr. 7
53111 Bonn

Rheumaliga Schweiz
Josefstrasse 92
8005 Zürich

Deutsche Gesellschaft für Ernährung e. V.
Godesberger Allee 136
53175 Bonn

Rheuma-Prophylaxe Selbsthilfe Tirol
Kochstraße 6
020 Innsbruck

Quellen

DVMB-Bundesverband e. V.,
Metzgergasse 16, 97421 Schweinfurt

Deutsche Rheuma-Liga Bundesverband e. V.,
Welschnonnenstr. 7, 53111 Bonn

Rheumaliga Schweiz, Josefstrasse 92, 8005 Zürich

Deutsche Gesellschaft für Ernährung e. V.,
Godesberger Allee 136, 53175 Bonn

Langfassung zur S3-Leitlinie Axiale Spondyloarthritis inklusive Morbus Bechterew und Frühformen, Update 2019. Zeitschrift für Rheumatologie, KILTZ, U., et al., 2019, 78. Jg., Nr. 1, S. 3-64.

Rheuma-Prophylaxe Selbsthilfe Tirol, 6020 Innsbruck,
Kochstraße 6

Literatur

1 Kiltz, U., et al., Langfassung zur S3-Leitlinie Axiale Spondyloarthritis inklusive Morbus Bechterew und Frühformen, Update 2019. Zeitschrift für Rheumatologie, 2019, 78. Jg., Nr. 1, S. 3–64

2 A. Ebringer, C. Wilson, "The use of a low starch diet in the treatment of patients suffering from ankylosing spondylitis", Clin Rhematol. (1996), 62–66, DOI: 10.1007/BF03342649 Taha Rashid, Clyde Wilson, Alan Ebringer, "The link between ankylosing spondylitis, Chroh's disease, Klebsiella, and starch consumption", Clin Dev Immunol. (2013), DOI 10.1155/2013/872632

3 Prof. Dr. Luise Reddemann, 2020

4 Meyer, Thomas; von Boetticher, Dirk; Spitzer, Carsten, Psychische Traumatisierung und Autoimmunerkrankungen. Trauma & Gewalt, 2017, 11. Jg., Nr. 2, S. 122–128

5 Sizheng Zhao, Gareth T Jones, Gary J Macfarlane, David M Hughes, Linda E Dean, Robert J Moots, Nicola J Goodson, Associations between smoking and extra-axial manifestations and disease severity in axial spondyloarthritis: results from the BSR Biologics Register for Ankylosing Spondylitis (BSRBR-AS), Rheumatology, Volume 58, Issue 5, May 2019, Pages 811–819, https://doi.org/10.1093/rheumatology/key371

6 Rydell E et al., Arthritis Research & Therapy 2018; 20: 82; https://doi.org/10.1186/s13075-018-1575-2

7 Schulze-Koops, Ärzte Zeitung online vom 31.05.2019, https://www.aerztezeitung.de/extras/druckansicht/?sid=989388&pid=977739

8 Kreutz, Ingrid. Rauchen beschleunigt die Zerstörung von Rheuma-Gelenken. 2018

9 Sizheng Zhao, Gareth T Jones, Gary J Macfarlane, David M Hughes, Linda E Dean, Robert J Moots, Nicola J Goodson, Associations between smoking and extra-axial manifestations and

disease severity in axial spondyloarthritis: results from the BSR Biologics Register for Ankylosing Spondylitis (BSRBR-AS), Rheumatology, Volume 58, Issue 5, May 2019, Pages 811–819

10 Dr. Elia Bragagna et al., „weiblich, sinnlich, lustvoll“ (2010), erschienen im Carl Ueberreuter Verlag

11 Claus Buddeberg, „Sexualberatung: Eine Einführung für Ärzte, Psychotherapeuten und Familienberater“. 4. Auflage. Georg Thieme Verlag, 2005

12 Oosterveld FG et al (2009), Infrared sauna in patients with rheumatoid arthritis and ankylosing spondylitis. A pilot study showing good tolerance, short-term improvement of pain and stiffness, and a trend towards long-term beneficial effects. Clin Rheumatol 28(1):29–34Tarner IH et al (2009), The effect of mild whole-body hyperthermia on systemic levels of TNF-alpha, IL-1beta, and IL-6 in patients with ankylosing spondylitis. Clin Rheumatol 28(4):397–402

13 https://www.leitlinien.de/themen/kreuzschmerz/2-auflage/kapitel-9

14 Zusammenfassung der ICIDH in der ICF, International Classification of Functioning, Disability and Health, World Health Organization, 2001; deutschsprachige Ausgabe: Internationale Klassifikation der Funktionsfähigkeit, Behinderung und Gesundheit, Deutsches Institut für Medizinische Dokumentation und Information, S. 5, abrufbar unter http://www.dimdi.de/dynamic/de/klassi/downloadcenter/icf/endfassung/icf_endfassung-2005-10- 01.pdf

15 ICF, Internationale Klassifikation der Funktionsfähigkeit, Behinderung und Gesundheit, Deutsches Institut für Medizinische Dokumentation und Information, S. 5

16 ICD -10- GM Version 2022, Systematisches Verzeichnis, Internationale statistische Klassifikation der Krankheiten und verwandter Gesundheitsprobleme

17 Liang H et al (2015), Effects of home-based exercise intervention on health-related quality of life for patients with ankylosing spondylitis: a meta-analysis. Clin Rheumatol 34(10):1737–1744

18 Adam, Olaf, Ernährung und Arthritis. Arthritis und Rheuma, 2004, 24. Jg., Nr. 04, S. 127–132

19 Joost, Hans-Georg; Gerlach, Stefanie, Zuckerkonsum, Übergewicht, Typ-2-Diabetes: Die Beweise für eine kausale Beziehung sind erdrückend. Deutsche Diabetes Gesellschaft (DDG) und diabetesDE-Deutsche Diabetes Hilfe: Deutscher Gesundheitsbericht Diabetes, 2018

20 Stamp, Lisa K.; James, Michael J.; Cleland, Leslie G., Diet and rheumatoid arthritis: a review of the literature. In: Seminars in arthritis and rheumatism. WB Saunders, 2005. S. 77–94

21 Gesundheitsfördernde Ernährungsweise für HLA-B27 Positive (Erstausgabe September 2007) Ko-Autoren: Heinz Feichtinger, R, Jürgen Moser, Roland Pechlander, Maria-Magdalena Wetzinger

22 Relation between resting amygdalar activity and cardiovascular events: a longitudinal and cohort study, Tawakol, Ahmed et al., The Lancet, Volume 389, Issue 10071, 834–845

23 Rossbach, Gabriele, Aus der Hirnforschung: ein Loblied auf Meditation. In: Glücksorgan Gehirn. Springer, Berlin, Heidelberg, 2019. S. 189–216.

24 Wepf, H., Joseph, S. & Leu, A., Pathways to Mental Well-Being in Young Carers: The Role of Benefit Finding, Coping, Helplessness, and Caring Tasks. J Youth Adolescence 50, 1911–1924 (2021). https://doi.org/10.1007/s10964-021-01478-0

25 Cheng S-T, Tsui PK, Lam JHM, Improving mental health in health care practitioners: Randomized controlled trial of a gratitude intervention. Journal of Consulting and Clinical Psychology. 2015;83(1):177-186. doi:10.1037/a0037895

26 Fredrickson, B. L. (2001), The role of positive emotions in positive psychology: The broaden-and-build theory of positive emotions. American psychologist, 56(3), 218

27 Stetter, F., Kupper, S., Autogenic Training: A Meta-Analysis of Clinical Outcome Studies. Appl Psychophysiol Biofeedback 27, 45–98 (2002)

28 Tsunetsugu et al. 2007; Song et al. 2014; Park et al. 2010; Park et al. 2007; Park et al. 2009

29 Ross, W., & Ellis, A. (2014), Expanding the ABCs of rational emotive therapy. In J. Carlson & W. Knaus (Eds.), Albert Ellis revisited. (pp. 73–85). Routledge/Taylor & Francis Group

30 Die Akzeptanz- und Commitment-Therapie wurde von Steven C. Hayes in den 1990er Jahren entwickelt, mit dem Ziel, Vermeidungsverhalten abzubauen („Acceptance“) und stattdessen wertebezogenes, engagiertes Handeln („Commitment“) aufzubauen.

Register

Bibliografische Information der Deutschen Nationalbibliothek
Die Deutsche Nationalbibliothek verzeichnet diese Publikation in der deutschen Nationalbibliografie; detaillierte bibliografische Daten sind im Internet über http://dnb.ddb.de/ abrufbar.

ISBN 978-3-8426-3097-0 (Print)
ISBN 978-3-8426-3098-7 (PDF)
ISBN 978-3-8426-3099-4 (EPUB)

Abbildungen:
Titelmotiv: Shutterstock / Pradewa.id
Muna Strobl: 9, 73, 74, 75, 76, 77, 79, 80, Illustrationen in Grafiken S. 83, 84, 112
stock.adobe.com: Kateryna: 34; HLPhoto: 78; Ne Mariya: 87

Originalausgabe

Die Ratgebermarke der Schlüterschen Fachmedien GmbH
Hans-Böckler-Allee 7, 30173 Hannover
www.humboldt.de
www.schluetersche.de

Aus Gründen der besseren Lesbarkeit wurde in diesem Buch die männliche Form gewählt, nichtsdestoweniger beziehen sich Personenbezeichnungen gleichermaßen auf Angehörige des männlichen und weiblichen Geschlechts sowie auf Menschen, die sich keinem Geschlecht zugehörig fühlen.
Autorin und Verlag haben dieses Buch sorgfältig erstellt und geprüft. Für eventuelle Fehler kann dennoch keine Gewähr übernommen werden. Weder Autorin noch Verlag können für eventuelle Nachteile oder Schäden, die aus in diesem Buch vorgestellten Erfahrungen, Meinungen, Studien, Therapien, Medikamenten, Methoden und praktischen Hinweisen resultieren, eine Haftung übernehmen. Insgesamt bieten alle vorgestellten Inhalte und Anregungen keinen Ersatz für eine medizinische Beratung, Betreuung und Behandlung.
Etwaige geschützte Warennamen (Warenzeichen) werden nicht besonders kenntlich gemacht. Daraus kann nicht geschlossen werden, dass es sich um freie Warennamen handelt.

Lektorat: Annette Gillich-Beltz, Essen
Layout: Groothuis, Lohfert, Consorten, Hamburg
Covergestaltung: Zero, München
Satz: Die Feder, Konzeption vor dem Druck GmbH, Wetzlar
Druck und Bindung: Gutenberg Beuys Feindruckerei GmbH, Langenhagen